# 踝关节镜基础

## Basic Technology of Ankle Arthroscopy

主 审 吕松岑

主 编 潘海乐 华英汇

副主编 高 峰 房玉利 裴刘宝 陆洪军

编 委 (以姓氏笔画为序)

万洪宇（伊春市中心医院）　　　　　　　肖万安（中国医科大学附属盛京医院）

马宪平（北大荒集团总医院）　　　　　　吴丹冬（重庆医科大学附属第一医院）

王 莉（哈尔滨医科大学附属第二医院）　　沈子龙（哈尔滨医科大学附属第二医院）

王声雨（哈尔滨医科大学附属第二医院）　　陆洪军（佳木斯大学附属第一医院）

孔庆波（哈尔滨市第一医院）　　　　　　陈明辉（鹤岗鹤矿医院）

白 夜（联勤保障部队第九六二医院）　　房玉利（哈尔滨市第五医院）

吕 杰（哈尔滨医科大学附属第四医院）　　姜文彦（饶河县人民医院）

吕松岑（哈尔滨医科大学附属第二医院）　　秦 勇（哈尔滨医科大学附属第二医院）

任 聪（哈尔滨医科大学附属第二医院）　　贾 涛（哈尔滨医科大学附属第二医院）

华英汇（复旦大学附属华山医院）　　　　倪林颖（哈尔滨医科大学附属肿瘤医院）

孙文才（齐齐哈尔医学院附属第三医院）　　徐 军（哈尔滨医科大学附属第二医院）

孙庆治（佳木斯大学附属第一医院）　　　徐占辉（牡丹江市第二人民医院）

孙承斌（哈尔滨市第一医院）　　　　　　高 峰（哈尔滨医科大学附属第二医院）

李 恒（大庆龙南医院）　　　　　　　　韩 楠（双鸭山市人民医院）

李 超（哈尔滨医科大学附属第二医院）　　程 实（哈尔滨医科大学附属第二医院）

李 锋（哈尔滨医科大学附属第二医院）　　鲁 明（大连理工大学附属中心医院）

李成镇（哈尔滨工业大学附属黑龙江省医院）　蔡 斌（上海交通大学医学院附属第九人民医院）

李宏云（复旦大学附属华山医院）　　　　裴刘宝（哈尔滨医科大学附属第一医院）

李佳澳（齐齐哈尔市中医医院）　　　　　潘海乐（哈尔滨医科大学附属第二医院）

李泽成（哈尔滨医科大学附属第二医院）　　鞠超杰（哈尔滨市第五医院）

杨 林（哈尔滨医科大学附属第一医院）　　魏 巍（哈尔滨市第三医院）

人民卫生出版社

·北 京·

**图书在版编目（CIP）数据**

踝关节镜基础 / 潘海乐，华英汇主编 . —北京：
人民卫生出版社，2023.8（2024.8重印）
ISBN 978-7-117-34733-4

Ⅰ. ①踝… Ⅱ. ①潘…②华… Ⅲ. ①踝关节 －关节
镜 －外科手术 Ⅳ. ①R684

中国国家版本馆 CIP 数据核字（2023）第 066019 号

**踝关节镜基础**
Huai Guanjiejing Jichu

主　　编：潘海乐　华英汇
出版发行：人民卫生出版社（中继线 010-59780011）
地　　址：北京市朝阳区潘家园南里 19 号
邮　　编：100021
E - mail：pmph @ pmph.com
购书热线：010-59787592　010-59787584　010-65264830
印　　刷：北京瑞禾彩色印刷有限公司
经　　销：新华书店
开　　本：889×1194　1/16　印张：10
字　　数：317 千字
版　　次：2023 年 8 月第 1 版
印　　次：2024 年 8 月第 2 次印刷
标准书号：ISBN 978-7-117-34733-4
定　　价：168.00 元

打击盗版举报电话：010-59787491　E-mail：WQ @ pmph.com
质量问题联系电话：010-59787234　E-mail：zhiliang @ pmph.com
数字融合服务电话：4001118166　E-mail：zengzhi @ pmph.com

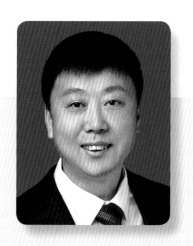

潘海乐，哈尔滨医科大学附属第二医院关节微创外科，运动医学科副主任，主任医师，教授。

国内知名运动医学专家，黑龙江省第一批运动医学专业博士研究生导师。2004年开始学习关节镜，先后于中国人民解放军总医院（2005）、北京大学第三医院（2005）、北京积水潭医院（2012），日本京都大学附属病院（2006—2009）、韩国三星医学中心（2013）、美国约翰·霍普金斯大学医学院（2016）专门学习交流运动医学及关节镜技术，是黑龙江省肩、髋、踝关节镜的开拓者，最早开展肩、肘、腕、髋、膝、踝关节镜手术的运动医学专家之一。

具有深厚扎实的运动医学理论基础及丰富临床经验，年关节镜手术量接近千例。致力于运动医学及关节镜技术的普及和开展，积极拓展黑龙江省运动医学和国内其他省市及国际间的交流，努力提升黑龙江省运动医学在国内的影响力。

勤于临床工作的思考和总结。所发表的文章"Operative treatment of hip impingement caused by hypertrophy of the anterior inferior iliac spine"［*JBJS*（*Br*）VOL.90-B，No.5，MAY 2008，677-679.］为世界第一篇关于髂前下棘撞击综合征治疗的报道；主编《膝关节镜基础》，主译《股髋撞击综合征的诊断与治疗》，国家卫生健康委员会"十三五"规划教材《运动创伤学》编委。

现任中华医学会运动医疗分会上肢学组副组长、黑龙江省医学会运动医疗分会主任委员、黑龙江省康复医学会关节镜与关节修复康复专业委员会主任委员、亚太膝关节、关节镜和运动医学学会（Asia Pacific Knee，Arthroscopy And Sports Medicine Society，APKASS）创始会员、亚洲髋关节镜学会（Asia Society of Hip Arthroscopy and Preservation，AHSA）创始会员、中国田径协会运动健康专家智库首批成员。

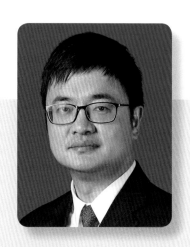

华英汇，复旦大学附属华山医院运动医学科主任医师，教授，博士生导师，医学博士。目前担任中华医学会运动医疗分会全国委员，青年委员会副主任委员及足踝工作委员会副主任委员，亚太膝关节、关节镜和运动医学学会委员，上海市医师协会运动医学医师分会副会长等学术职位。

华英汇医师从事运动医学20余年，具有丰富的临床经验，曾赴欧洲、美国、日本、韩国、新加坡、中国香港等地参观学习临床技术，擅长踝、膝、肩关节疾病及运动创伤的诊疗。华英汇医师率先在国内开展关节镜下踝关节外侧副韧带重建及修补、微创下骨移植治疗距骨骨软骨损伤、关节镜下跟腱腱病修补等足踝微创手术，已开展关节镜微创手术1万余例，成功治愈众多国家级职业运动员并助其重返赛场。发表运动损伤诊疗方面论文100余篇，其中SCI文章70余篇，主持各级课题10余项。入选"上海市优秀人才计划"曾荣获第二届国之名医·青年新锐、复旦大学"明日之星"、国家科学技术进步奖二等奖、中华医学科学技术奖二等奖、上海医学科技奖二等奖、上海康复医学科技奖二等奖、江苏省科学技术奖三等奖、上海市"星光计划"一等奖、上海市临床康复优秀学科带头人等荣誉称号及奖项。

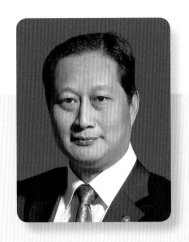

踝关节镜技术是近年来足踝运动医学与足踝外科领域的热点,通过踝关节镜技术,临床医生可以很好地达到对足踝疾病微创诊治的目的,从而更好地改善临床疗效。踝关节镜技术在国内已有近 20 年的发展历程,特别是 2019 年 7 月中华医学会运动医疗分会足踝工作委员会成立以后,在学会的大力推动下,采用全国巡讲、继续教育班、尸体操作培训、视频课程等各种方式,踝关节镜技术在国内得到了广泛的推广和普及。有志于从事踝关节镜技术的医生迅速增加,然而国内尚缺少一本由国人自编的踝关节镜技术工具书,来为计划从事或正在摸索踝关节镜技术的医生提供快速入门或进阶指导。

从医非一日之功,年轻医生的成长需要前辈的指点与提携,"站在巨人肩膀上"的成长和迭代,需要将经验分享出来写成书。这本《踝关节镜基础》实际上是一本运动医学足踝医生的"武功秘籍",从"基础"到"实践"的难能可贵的案头宝典。

由潘海乐教授和华英汇教授共同主编的《踝关节镜基础》,结合各位作者丰富的临床经验和踝关节镜技术,从踝关节镜手术入路、技术到疾病治疗和康复,对踝关节"管中窥豹",总结多年来在关节镜领域的实践经验,是一本骨科医生了解这个高精复杂领域的重要入门选择。《踝关节镜基础》以简洁的文字,细致全面地阐述了目前的常用技术,力求读者能从零开始,尽快掌握踝关节镜的基本操作及足踝领域常见疾病的关节镜治疗技术,是一本非常适合开展踝关节镜手术的医生、护士、康复工作者等临床工作者的参考书。

我相信本书的读者将从中受益,能更顺利地掌握并开展踝关节镜技术,提高我国踝关节镜的技术水平,使我国踝关节镜技术更趋规范化,推动中国运动医学的发展。

再次感谢本书所有编委的辛勤努力,并祝贺《踝关节镜基础》成功出版。

陈世益
复旦大学运动医学研究所
复旦大学附属华山医院运动医学科
2023 年 1 月

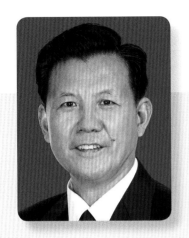

随着全民健身运动的发展和人口老龄化的到来，骨关节相关疾病与损伤的发病率呈逐年上升趋势。特别是踝关节运动损伤，成为一种最为常见的关节损伤。

过去，对于踝关节疾病的认识还不够，随着数字化影像学和关节镜微创技术的蓬勃发展，人们对踝关节疾病的认识逐渐加深。

医学界过去多采用贴膏药、热敷、理疗、局部封闭或石膏固定等方式保守治疗踝关节疾病，随着运动医学突飞猛进的发展，踝关节镜技术日臻成熟，诸多疾病都可以在关节镜下进行精确地诊断和微创治疗。

光阴似箭，如白驹过隙，我与潘海乐教授相识近 20 年了。2005 年潘海乐教授参加我院运动医学科举办的关节镜学习班，那个时候我就发现潘海乐教授对学习关节镜技术兴趣特别浓厚，态度非常的认真，经常提出一些问题进行探讨，他勤勉务实的态度，给我留下了深刻的印象。

学习班结业后，他在黑龙江省致力于关节镜技术的开展和普及工作，投入了很大精力并取得了很大成绩。我们在运动医学学术会议上经常见面，一起探讨肩、髋、膝、肘、腕和踝关节镜技术方面的问题，我曾多次聆听他的演讲。为了推动关节镜技术的普及教育，他把临床积累下来的资料加以总结，分别在 2012 年主编了《膝关节镜基础》，2019 年主译《股髋撞击综合征的诊断与治疗》等专著，均得到了业内专家和同道们的好评，为中国运动医学事业的发展注入了活力。

涓涓细流，汇为江海，悠悠白云，终就蓝图。不经一番寒彻骨，怎得梅花扑鼻香。而今，喜闻海乐教授主编的《踝关节镜基础》即将出版，并有幸对专著初稿先睹为快。诚挚感谢潘海乐教授邀请作序，欣然命笔，拙笔书文为序。

该书系统性与实用性融为一体，别具一格，内容翔实，语言流畅，资料丰富，图文并茂，具有很强的可读性。对有志于从事踝关节镜技术的初学者和有一定踝关节镜基础的医生，都具有很好的参考价值和较高的临床指导作用。相信《踝关节镜基础》的出版将会对我国踝关节镜技术的发展具有积极的推动作用。

乐见他的大作早日面世。

刘玉杰

中国人民解放军总医院骨科

2022 年 10 月 10 日

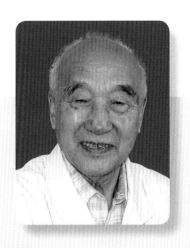

关节镜技术 20 世纪初起源于日本,是关节外科的一大进步。20 世纪 70 年代以后,日、美等各国医生与医疗器械研制部门合作,在应用中不断创新,从设备的研制,到临床治疗的应用,都得到了长足的进步和发展。至今,其技术已应用于全身几乎所有各个关节。由于关节镜技术的应用,促进了关节外科和运动医学的进步,造福了人类。

潘海乐教授从事关节外科和运动医学多年,积累了丰富的经验,特别是他精进努力、勤于学习、善于独立思考,在学习前人经验的基础上有所创新。他曾远赴日、韩、美诸国,学习汲取他们的经验、探索运动医学的进展,潜心研究,在此领域颇有心得与建树。他既是临床医学的实践者,也是理论研究的探索者;他善于应用关节镜技术治疗各种关节疾病,又懂得"君子不器"的精神,有崇高的医德,用人类的良知和全心全意为病人服务的精神去治疗和服务于所有患者,得到了众多求医者的好评。

《踝关节镜基础》是他已主编出版的《膝关节镜基础》的姊妹篇。该书既涵盖了踝关节镜的基本技术,又对踝关节撞击综合征、距骨骨软骨损伤、踝关节关节炎、跖筋膜炎及跟骨骨赘、跟骨骨囊肿、距下关节不稳、跗骨窦综合征、距腓前韧带的镜下修补和重建、足踝关节康复以及手术合并症等诸多问题,进行了全面的阐述。因此,该书虽名为"基础",实际是从事该领域医者的一本"基本功秘籍"和难得的一部入门参考书。

踝关节镜技术方面的专著尚少。本人作序,推荐此书,还望诸同道在参阅本书之余,多予斧正,以适应和推动科学技术日新月异的发展和进步!

王志成

哈尔滨医科大学附属第二医院骨科

2022 年 12 月

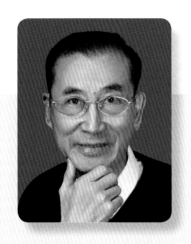

十年前,我的案头添了一部专著《膝关节镜基础》,作者潘海乐。

十年后,我的案头将再添新著《踝关节镜基础》,作者依然是潘海乐。

十年磨一剑。

《踝关节镜基础》是继《膝关节镜基础》之后的又一部专业力作,据我查证,此书亦应该是由国内运动医学专家撰写的第一部踝关节镜专著,因此是踝关节镜技术专业书籍新的突破。《踝关节镜基础》全书十四章,以图解字,图文并茂,删繁就简,突出实用性,是本书的写作特点。

《踝关节镜基础》编委中除华英汇教授、蔡斌教授等国内运动医学、运动创伤康复领域的著名专家外,主体是黑龙江省内从事关节镜外科工作的骨科同仁。本书既是潘海乐教授本人的技术结晶总结,也是一次集体经验的展示。

《踝关节镜基础》这部专著兼顾了理论阐述和实用技术介绍,对有志从事"踝关节镜技术"的初学者,和已有相当工作基础与经验的关节镜外科医生,都是有帮助的一部案头工具书。

膝关节镜拉开了关节镜外科治疗的序幕,并形成了第一次高潮;肩关节镜登上了第二次高潮;髋、踝关节镜正在形成第三次高潮。

踝关节骨关节炎、撞击综合征、距骨软骨损伤、距下关节不稳定、踝关节周围韧带损伤、跗骨窦综合征等疾病发病率高,功能影响大,都期待获得踝关节镜下修复。现实情况是,踝关节镜技术的普及率还不高。《踝关节镜基础》一书对普及、提高踝关节镜外科水平将发挥极大作用。

主编之一的潘海乐教授曾在日本京都大学骨科做博士后研究工作,又(先后)在韩国三星医学中心运动医学肩肘外科、美国约翰·霍普金斯大学运动医学中心研修,是多个国际关节镜协会会员,在国内担任中华医学会运动医疗分会上肢学组副组长等诸多学术兼职,是东北地区和黑龙江省关节镜外科的学术带头人之一。他很早就从事膝关节镜的临床研究,2010年踏足踝关节镜,2012年进入肩、髋关节镜研究领域。在国内,他是同时开展肩、肘、腕、髋、膝、踝六大关节关节镜手术的专家之一。2008年,他在英国JBJS杂志上发表了《髂前下棘增生导致髋撞击的手术治疗》一文,被公认为是世界上有关"髂前下棘撞击综合征"的首篇报道。2022年独立完成了黑龙江首例全镜下重度肩盂骨缺损肩关节脱位的Latarjet手术,这是一个高难度的手术。

潘海乐教授热心科普教育,组织了近百场完全公益性质的"关节健康"讲座。他的最大贡献是引领和带动了黑龙江省肩、髋、踝关节镜外科的发展。他的努力和成就获得了专家们的认可。陈世益教授称赞他"潘海乐教授在黑龙江省运动医学的全面发展方面发挥了'火种'的作用"。崔国庆教授评价他："是东北肩关节镜领域的一面旗帜"。

　　潘海乐教授的父亲潘明德教授是我的挚友，他是一位优秀的医学教育家和医学教育管理者。潘海乐传承了他父亲的智慧和勤奋。我的办公室曾经与潘海乐教授的办公室相邻，每每走过，总能看到他手不释卷、聚精会神、凝神静思。他博学、博采众长，抱定"勤能补拙"的信念，锲而不舍，滴水穿石，终成大器。梅花香自苦寒来，勤学自勉，磨炼不辍，是潘海乐教授的人生信条。

　　潘海乐教授也是我的学生，他的成长进步令我感慨"后生可畏，青出于蓝而胜于蓝"！他所取得的骄人成就，让我快乐，令我自豪！

　　我祝贺他的成功，祝愿他登高望远，再攀高峰！我期待他的《髋关节镜基础》《肩关节镜基础》再奏华章！

陶天遵

哈尔滨医科大学附属第二医院骨科

2022 年 12 月

距离我的第一本关节镜专著《膝关节镜基础》（人民卫生出版社，2012）出版发行，已经过去了整整十个年头。

《踝关节镜基础》是我个人"关节镜基本技术"系列书的第二本。

过去的十年间，中国的运动医学事业迅猛发展，关节镜镜视下治疗技术已经完成了对肩、肘、腕、髋、膝、踝等全身主要关节的完全覆盖。为了能够跟上全国运动医学这黄金十年发展的飞速步伐，我将几乎所有的时间和精力都专注在临床工作中，抱定"勤能补拙"的信念一路奔行。十年间勤学自勉，心无旁骛，在关节镜技术上任寒来暑往、磨炼不辍。因此，尽管动笔写书的计划早就萦绕在脑海，也一直无暇他顾，搁笔至今。

可喜的是汗水不会白流，也正是因为有了这十年光阴里的"厚积"，才为今日《踝关节镜基础》一书的顺利完稿打下了坚实的基础。历时整整一年的写作，回顾整理积累下来的资料已经足够丰富，我只是从中取舍、提炼、精润、运用，这一切已是"水到渠成"，集章成册即可了。

踝关节镜镜视下手术的开展，是继膝、肩关节镜手术蓬勃发展之后，和髋关节镜并驾齐驱、运动医学领域发展势头高起的第三波"浪潮"。踝关节镜在最近的二十年间，无论从镜下疾病认知、理论阐述、方法解决、技术革新、领域扩展等各方面都有了令人印象深刻的变化和巨大进步。同其他关节的关节镜技术一样，踝关节镜具有技术微创、治疗精准、康复迅速的天然优势，是众多踝关节疾病治疗的不二之选。掌握踝关节镜技术已经成为有志于足踝疾病治疗医生的必备"武器"。

本书的另一位共同主编，复旦大学附属华山医院运动医学科的华英汇教授，是国内著名的足踝运动医学领域的代表人物。他和我一道，为本书每个篇章的成稿和打磨付出了极大的心血，并提出了许多宝贵的意见，为本书的高质量完成，做出了不可替代的贡献，在本书即将交付出版之际，再次对华英汇教授的通力合作，致以深深的感谢。

本书还特别荣幸地邀请到了国内两名重量级的运动医学领军人物：中华医学会运动医疗分会主任委员、复旦大学附属华山医院运动医学科主任陈世益教授，全军运动医学的奠基者、全军关节镜运动医学分会主任委员、中国人民解放军总医院刘玉杰教授为本书提笔作序，体现了两位享誉国际、蜚声海外的运动医学巨匠对国内运动医学后辈的殷切关怀和鼓励，也是对我们整个编委团队的珍贵"礼遇"。

"前人栽树，后人乘凉"。我们每一个人，在职业成长的过程中，都离不开诸多前辈的谆谆教诲和无私培养，以及他们的悉心指导和默默陪伴。为了表达对这些前辈的尊敬和感谢,我同时还特邀请了黑龙江省骨科两位前辈:哈尔滨医科大学附属第二医院骨科年届百岁的王志成教授、八十高龄的陶天遵教授为本书写序,是为我个人借此书出版的机会,表达内心对两位老前辈的衷心谢意以及对两位老前辈曾经朝夕相处珍贵时光的怀念。

另外,黑龙江省关节置换和运动医学的领军人物、黑龙江省医学会骨科分会主任委员、哈尔滨医科大学附属第二医院关节微创外科、运动医学科主任吕松岑教授作为本书的主审,也为本书的成功撰写付出了很多的心血。在此,再次代表整个编委团队,向以上各位老师一并表示我们衷心的感谢。

本书写作的初衷,即本着为有志于掌握踝关节镜技术的医生提供一本快速入门的基础案头书而编辑。同我的第一本专著《膝关节镜基础》一样,本书设计,本着以下几个原则:①以指导临床实用为原则;②以关节镜实用技术为中心;③以图解字,图文并茂;④删繁就简,以详解足踝领域常见疾病的关节镜下处理为主线贯穿成书。希望能够对踝关节镜技术的初学者,和有一定基础的医生进一步提高技术水平,提供切实有力的帮助。

在本书的写作过程中,尽管本着惴惴不安的心态,本人广查资料、严谨引证,力求和本书的其他编委专家一道,为全国广大同道奉献出一本"值得一读"的好书,但囿于本人的专业水平有限,文字表达水准也有待更多磨砺,因此可以想见,书中的疏漏、错误在所难免,还恳请所有有缘读到本书的各位专家,不吝赐教、批评指正。

最后,要感谢在我们撰写书稿的一年间,给予我个人巨大支持和无私奉献的我的夫人和家人;感谢一同付出汗水和辛劳的各位专家。本书的出版,是对我们共同走过的征程、共同见证的光阴的最好纪念和珍藏。

深夜飞雪落楼台,
字斟句酌解足踝,
几多汗水润成册,
一脉清香透纸来。

潘海乐

2022 年 10 月 10 日

# 致　谢

　　陈世益教授作为我国运动医学国际化的推动者和引领者之一，在国际运动医学界具有广泛影响，并成就了国际最具盛名的运动医学双年会国际关节镜、膝关节外科和骨科运动医学大会在中国举办的历史壮举，为中国运动医学赢得了巨大声誉。在运动医学领域不断奋进的过程中，有幸在不同场合得到了陈世益教授的诸多指导、鼓励和鞭策，尤其他对我说过的："你是黑龙江运动医学肩关节镜的火种"，一直回荡耳边，激励着我努力向前，披荆斩棘，不断开拓。

　　我于 2004 年开始接触运动医学，那时运动医学在国内的开展还谈不上普及，很多人对关节镜的治疗效果存有疑问，包括我本人也对运动医学了解甚浅。刘玉杰老师是我在运动医学路上的引路人。2005 年我第一次在国内的进修就是在刘老师身边，那段学习经历大大开阔了我对运动医学的眼界，同年我随后又赴北京大学第三医院进修，两次国内顶尖运动医学学府的学习经历坚定了我从事运动医学的信心和决心。因此，2004 年是我接触关节镜技术的开始，而 2005 年则是我矢志钻研、从事关节镜事业的开始。

　　王志成老师是黑龙江省骨科的泰斗级人物，也是黑龙江省骨科的创始人之一，现虽已年届百岁高龄，依然精神矍铄，精力充沛，关注骨科的发展。有幸曾经在先生这样的前辈身边工作学习，已经足够幸运，更因为曾经有幸得到先生的教诲和爱护，而深怀感激。尤其在 2012 年，我刚刚在黑龙江省开展肩关节镜手术的时候，先生不顾辛劳，专门去手术室观看我的肩关节镜手术操作，从始至终，身不离座，给了刚刚在肩关节镜领域起步的我莫大的鼓励和支持。

　　陶天遵老师是黑龙江省骨科领域另一位泰斗级人物，尤其在骨质疏松研究方面，是享誉国内的大家，曾经荣获中国药学发展奖康辰骨质疏松医药研究奖"学科成就奖"、中国老年学学会骨质疏松"终身成就奖"等多项国家级大奖。陶老师是我的国内博士后研究导师，曾经在一起共事多年，我耳濡目染，受益良多。先生风度翩翩，言谈儒雅，风采、口才俱佳，出口成章，旁征博引。先生的学养专识，教学风范等都对我影响颇深。

　　借本书出版之际，对四位前辈的关怀与指导一并致以谢意！

潘海乐

2023 年 3 月

# 目　录

## 总　论

## 各　论

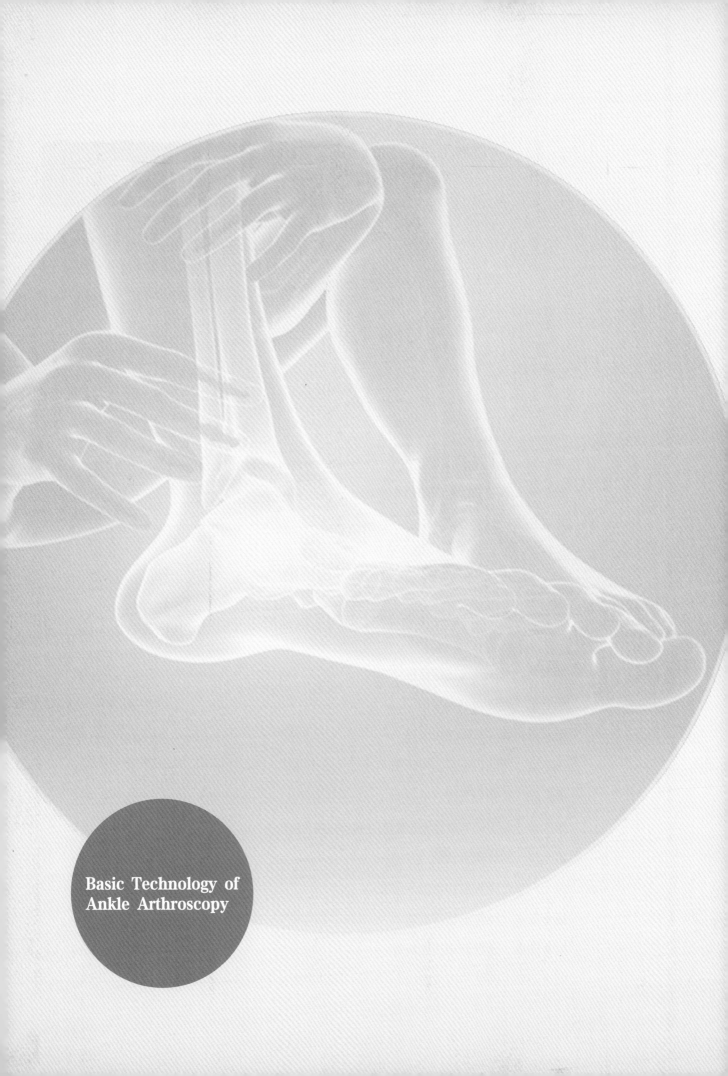

Basic Technology of
Ankle Arthroscopy

总/论

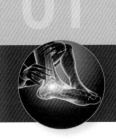

# 第一章　关节镜发展简史

## 一、概要

关节镜技术从最初的设想、初具雏形到发展至今,历史并不长,但却如同人类近代西医学四百年历史的缩影,折射出医学家在人类抗争疾病过程中所付出的艰辛、努力和取得的巨大成就。

关节镜,这一现在在世界范围内被广泛应用的内视镜的历史足迹,可以追溯到 19 世纪初 Philipp Bozzini 的报告。他在当时制作出被称为 "Lichtleiter"(意为:光的传导)的装置,以尝试开发对各种脏器内壁,诸如口腔、鼻腔、耳道、直肠、阴道、女性的膀胱等通过非损伤性接触、就可以进行观察的方法。令人遗憾的是,该装置当时并未引起医学界的兴趣,随后也未得到更进一步的发展。从那时以降,内镜的尝试使用虽然随处可见,但是均没有达到令人瞩目的地步,直到 19 世纪末,伴随着工业革命带来的技术改革的不断涌现,才引发了内镜研发领域真正的质变。

19 世纪末,由人类历史上伟大的天才发明家 Thomas Edison(托马斯·爱迪生)等发明的小型电光源的实用化,并成功与 Maximilian Nitze 的实用性膀胱镜系统巧妙结成一体,是内镜领域产生质的变性,飞跃的标志。带有光源系统的内镜在膀胱镜上开发和使用的成功,也随之将对腹腔与胸腔等封闭腔隙内的内镜观察技术推向了应用。在关节方面,当时虽然由 Severin Nordentoft(1912)与 Eugen Bircher(1921)各自发表了在膝关节内尝试使用这种装置的报告,但是遗憾的是由于没有后来的持续努力,这些报告的声音也逐渐归于沉寂。

## 二、关节镜的黎明

在日本,高木宪次(1888—1963,原东京帝国大学整形外科教授)受到 Nitze 确立的膀胱镜技术的影响,于 1918 年开始了膝关节镜的研发尝试。在最初的尝试过程中,并没有对膀胱镜进行针对应用于关节方面的改造,因此,"只能在尸体上尝试使用膀胱镜观察关节内的情况"。2 年后,虽然获得了尝试使用安装了鞘管的"世界上第一个关节镜"在人体膝关节内进行观察的机会,但是由于该病例为结核性关节炎并伴有外通性窦道的瘘孔,从而使得对关节内的液体充盈性灌注无法维持。回顾阅读有关当时情景记载的文献中:"关节囊瞬间收缩,无法对关节内进行充分观察"的生动描述,依然可以让我们强烈感受到作为关节镜技术的开拓者,在当时所面临的种种困难,以及在关节镜技术诞生之初,他们所付出的艰辛努力。

关节镜研发之路注定不会一帆风顺。后来,遵从于日本文部省的命令,高木宪次教授不得不在一段时间内将更多的精力致力于 X 线光学研究,使得关节镜的开发工作被暂时搁置。可喜的是,高木先生并没有放弃他在关节镜研发方面的努力,经过不断地反复摸索和试验,他终于在 1931 年完成了第 1 号关节镜(高木 1 号镜,直径 3.5mm)的制作,并且于次年的日本第 64 届整形外科集谈会上首次发表了该成果。1933 年,再接再厉的高木先生于第 8 届日本整形外科学会上,做了以"我的关节镜:获得的经验"为题目的演讲,公开发表了使用专门为关节镜使用而设计的摄影机记录的 16mm 胶片,引起了极大的轰动。在那之后,高木宪次教授继续在关节镜领域深入研究,并且在可以称之为集其研究成果大成之年的 1939 年发表的论文中,详细报告了使用其研发的 1 号至 13 号关节镜在临床工作实施中的各种独到见解。而在当时的年代,高木先生的关节镜临床研究即已经涉及膝、肩、髋、踝各大关节,其取得的丰硕成果足可以用"叹为观止"来形容。高木宪次先生于 80 多年前在关节镜领域所发出声音的回响,即使在科技高度发达的 21世纪,听来依然激荡人心,振聋发聩(图 1-1)。

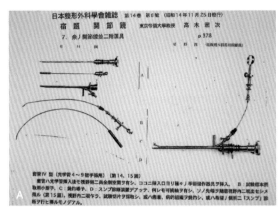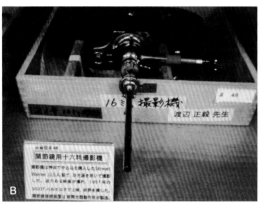

图 1-1　高木宪次教授设计的镜子
A. 发表于日本整形外科学会杂志的论文(1939 年 11 月 25 日);B. 渡边正毅教授改良的 16mm 摄影机实物
(现保存于日本整形外科学会,位于日本东京都文京区)。

与高木宪次教授进行的一系列研究不同,远在大洋的彼岸,美国的 Michael Burman 教授对于关节镜的研究也在进行,并开发出有别于高木宪次的独有的关节镜装置(直径 3.0mm,鞘管外径 4.0mm)。他尝试使用该装置在尸体标本上对各关节进行观察,并且在题目为 "Arthroscopy or the Direct Visualization of Joints" 的论文中对该结果进行总结,于 1931 年发表在 *Journal of Bone and Joint Surgery* 上。Burman 后来也继续进行了关节镜方面的研究,在 1950 年之前留下了许多关节内的素描与彩色照片。但遗憾的是,由于当时未能找到对他所做研究的重要性有深刻认识的出版社,这些图像未能结集成册,流传后世。

## 三、关节镜的发展

第二次世界大战的爆发,导致了医学界的学术活动出现断层。其后,对推动关节镜开发起到巨大作用的,是另一位横空出世的日本骨科巨人——渡边正毅(1911—1994,原东京通信医院整形外科部长)。

1949 年,渡边正毅教授到东京通信医院赴任后不久,便继承了高木宪次教授的关节镜开发研究课题,开始了进一步发展关节镜器械与技术的研究。渡边教授在关节镜领域的成绩斐然,其杰出贡献包括:1955年,成功实施世界首例关节镜视下手术(膝关节髌上囊肿物摘除);1957 年,与武田荣、池内宏共同执笔完成世界上首部关节镜教材《关节镜图谱》(*Atlas of Arthroscopy*),并作为英文书籍出版;1959 年,完成光阀式关节镜的最终型号 21 号关节镜(直径 4.9mm)的制作,并使用该镜成功实施了世界首例镜视下游离体摘除术与镜视下半月板切除术;以及创造性地提出了关节镜操作技术中最为基本的"三角操作(triangulation)"原则(图 1-2)。

在关节镜技术的基础逐步奠定后,为渡边教授所开发的关节镜装置与手术技术在欧洲及美洲推广提供了重要帮助的,则是后来作为北美关节镜学界引领者的 Robert W. Jackson。也许是机缘巧合,Robert W. Jackson 教授于 1964 年因其他事情访问日本,因为对关节镜早有耳闻,所以顺道访问了东京通信医院,并跟随渡边教授学习关节镜技术。基于自身深厚的医学专业基础和职业敏感性,Jackson 教授深感关节镜这一在当时看来尚属于全新技术的巨大发展潜力和无限光明前景。他回国后,旋即于 1965 年购入渡边式21 号关节镜,并引入他当时供职的多伦多全科医院(Toronto General Hospital)。后来,他一边在临床工作中不断积累病例,一边积极在北美医学界中介绍推广关节镜,并且于 1970 年与 Isao Abe 一起,第一次在美国骨科协会（American Academy of Orthopaedic Surgeon，AAOS）进行了与关节镜有关的教育研修演讲。在此期间，另外两位曾经师从渡边教授学习关节镜的 Richard O'Connor 与 S. Ward Cascells 等先驱者们也加入了进来，由此，关节镜的器械、设备、工具、技术、知识、理念由亚洲的日本借道北美推广到欧洲，并最终走向世界，发扬光大。

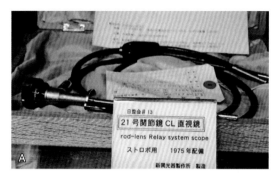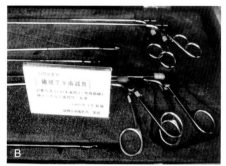

图 1-2　渡边正毅教授的关节镜革新
A. 渡边正毅教授设计的光阀式 21 号关节镜实物（现保存于日本整形外科学会，日本东京都文京区）；
B. 渡边正毅教授设计的关节镜下配套使用工具（现保存于日本整形外科学会，日本东京都文京区）。

1969 年，即世界第一部关节镜图谱面世 12 年后，同样由渡边教授领衔主编的第 2 版《关节镜图谱》（Atlas of Arthroscopy）出版，彼时，其书中的图片已经完全更新成彩色照片，这也反映了现代医学和现代科技同步向前的现状。进入 20 世纪 70 年代以后，伴随电子科技和可视产品的快速研发和迅猛发展，关节镜技术在世界范围内也取得了突飞猛进的发展和普及，关节镜视下的影像像素已经以数以千万计。鉴于渡边正毅教授在关节镜领域所作出的巨大贡献和对关节疾病领域微创化治疗技术的发展奠定，他不但分别担任了 1974 年成立的国际关节镜学会、1975 年成立的日本关节镜学会的第一任会长，更被后来世界运动医学领域的医师尊称为"关节镜之父"。

## 四、关节镜在踝关节、足部的应用

关节镜在踝关节方面的尝试性应用，于 1930 年代由在前面提到的 Burman 教授在尸体标本研究中首次实施。但他对于关节镜在踝关节上的应用前景留下了"踝关节不适合于关节镜的应用，其关节间隙过于狭窄，以至于即使很细的针也很难插入"这样极为否定性的记述。这样否定结论的得出，一方面可能和他当时使用的尸体标本已经经过了福尔马林液的浸泡固定、关节变得僵硬有关，另一方面则是他使用的是直径较粗的 4.0mm 关节镜所导致。

为了解决这一问题，即为了适应对不同关节都能够进行关节镜的应用，渡边教授感受到开发小口径关节镜的必要性，并于 1970 年完成了直径 1.7mm、套管外径 2.0mm、视角为 55° 的 24 号关节镜的研发。

在关节镜技术还处于摸索发展的阶段，这一小直径关节镜的问世，对促进关节镜技术在膝关节以外小关节上的应用起到了令人瞩目的推动作用，并由此开创了关节镜在踝关节直至跖趾关节的临床应用时代。20 世纪 70 年代后半时期，陈永振等相继发表了一系列的临床应用报告与尸体标本研究论文，确立了踝关节镜的临床应用基础。

在踝关节镜发展过程中，除了小直径关节镜的开发，另一个具有时代代表意义的辅助手术用具是足部牵引带的应用（图 1-3）。虽然现在伴随踝关节镜技术的不断发展完善，足部牵引在踝关节（距下关节）上的引用已经不再被认为是必须，但这一在 20 世纪 80 年代提出的试图解决踝关节关节腔偏狭窄导致操作空间不足的解决手段，还是在相当长一段时间内给了踝关节镜医师很大的帮助。此外，伴随医学影像发展而出现的计算机断层扫描（computed tomography，CT）和磁共振成像（magnetic resonance imaging，MRI）在骨关节疾病诊断方面的应用，也对推动对踝关节疾病的诊断，以及尝试应用关节镜技术解决踝部的一系列问题上，起到了不可忽视的作用。

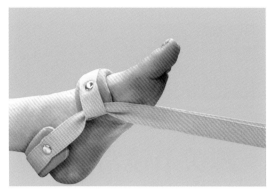

图 1-3　应用于踝关节镜手术开大关节腔的足部牵引带

## 五、结语

与膝、肩关节镜,甚至髋关节镜的迅速发展相比,踝关节镜的发展还处于相对落后的阶段。仅从笔者个人目前关节镜手术完成例数来看,踝关节镜年手术例数仅约占笔者全部关节镜手术数量的 5% 左右(40~70/800~1 000)。但是,通过文献查询可以观察到:足部关节镜相关论文数在 PubMed 刊载的关节镜相关文献中占据的比例正在快速增加,由此可以肯定,足踝关节镜这一领域正在日益受到越来越多的关注。总体来看,基于以下几点:①足踝关节作为全身关节中扭伤发生率最高的关节;②近年来投身运动的人群越来越庞大;③对踝关节各种疾病的认知在不断深入;④普通大众对微创化治疗的需求日益迫切;⑤踝关节镜技术的不断普及和成熟。我们可以充满信心地推测:踝关节镜蓬勃发展的春天一定会并正在到来。

## 参考文献

[ 1 ] DEMAIO M. Giants of orthopaedic surgery: Masaki Watanabe MD [J]. Clin Orthop Relat Res, 2013, 471 (8): 2443-2448.
[ 2 ] DIJK C. Ankle Arthrosopy [M]. Berlin: Springer, 2014.

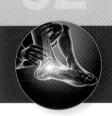

# 第二章　踝关节镜常识和基本技术

## 一、概要

踝关节镜作为微创技术,最大的优势在于以其最小的创伤代价实现对关节内病变的最佳化诊断与治疗。通过使用踝关节镜,不需要对关节进行切开,所取得的结果确实。随着关节镜性能的提高、手术技术的进步,众多踝关节、包括距下关节疾病都能够在踝关节镜下得到有效治疗。

同时,踝关节具有有别于全身其他大关节的独特解剖学特点,如果想顺利完成一台踝关节镜的手术操作,首先要求必须熟练掌握踝关节及其周围结构的解剖学知识。而踝关节的这些解剖特殊性,也相应地使得踝关节镜下操作技术表现出很多需要特殊注意的地方。对包括踝关节解剖及踝关节镜操作特点在内的知识了然于胸,是成功完成一台踝关节镜手术的必备基础和关键。

## 二、麻醉与体位

踝关节镜的手术根据各地的医疗条件,可以采用包括局部麻醉(图 2-1)、椎管内或全身麻醉的任何麻醉方式。如果使用局部麻醉方法,采用 20ml 利多卡因 +40ml 生理盐水 +0.5ml 肾上腺素的配方,进行手术切口皮肤局部浸润和关节腔注射,可以满足对诸如踝关节内滑膜切除、软骨修整、游离体取出等手术的需要。但如果想进行诸如骨赘切除、韧带重建、马赛克骨软骨移植、关节镜下关节融合等更复杂程度的手术,则不建议使用局部麻醉的方法。

对于踝关节前方病变,使用仰卧位是最佳选择。需要注意的是,在摆放体位时,要把患肢的踝关节悬空在手术床尾端的外边,并给予适当的抬高(图 2-2),由此可以保证在手术当中对踝关节进行自由的背伸

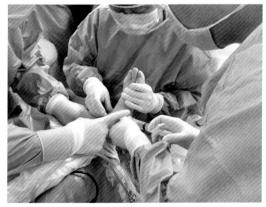

图 2-1　踝关节局部浸润麻醉

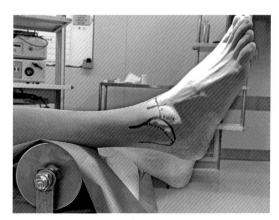

图 2-2　术前体位摆放
足踝部充分悬空,并适当垫高
(伸出手术床尾端和小腿垫高各约 10cm)。

和跖屈(图2-3、图2-4),这对于在手术过程当中,能够顺利完成对关节内各部分结构的充分显露、探查和病变部位的镜视下处理是非常关键的。总之,仰卧位和充分的足部悬空,就可以很好地完成踝关节前室的手术操作。

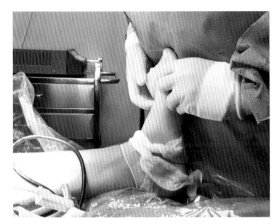

图2-3 踝关节充分背伸

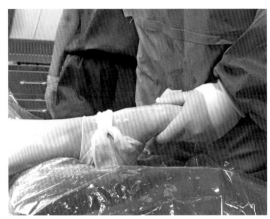

图2-4 踝关节充分跖屈

## 三、足部牵引

与膝、肩等大关节相比,踝关节的关节间隙要相对狭窄很多,加之踝关节本身又是关节面契合度最高的关节,因此更进一步限制了踝关节的有效操作空间。这也是早期的关节镜医师认为踝关节并不适合关节镜操作的原因之一。

解决上述问题的方法有以下几点:①充分的液体灌注。我们并不需要使用灌注泵,只需要2袋3 000ml的盐水提供物理性灌注压力,悬挂高度要保证高于手术床平面1.5m以上(图2-5),通过使用灌注系统,关节间隙即可以得到有效扩张。当然,因为灌注液的压力与流量会随着灌注液的较少而降低,随之关节间隙扩张的程度会发生变化,所以仅仅依靠使用这种方法难以在整个手术过程当中都稳定地保持关节间隙的张开状态。②踝关节的充分悬空。千万不要小看这一点,根据笔者的体会,充分的悬空对于完成踝关节镜的操作至关重要。充分悬空的踝关节可以保证手术当中对关节进行自由的背伸和跖屈、内翻和外翻,在此基础上,我们几乎可以完成95%以上的踝关节镜操作,是一个“高效经济”的好方法。③足部牵引。这一方法在相当长的一段时间内为世界绝大多数的踝关节镜医师所采用,并被认为是完成踝关节镜的必需步骤。足部牵引可分为皮肤牵引和骨性牵引(图2-6~ 图2-10),都可以在一定程度上开大关节间隙。但骨性牵引由于是一种有创操作,近些年来已经逐渐被摒弃,而足部的皮肤牵引则兼顾了有效牵开关节间隙和避免骨性牵引局部创伤,及其相应带来的术后并发症等优点,因此是目前踝关节镜手术中最常使用的牵引方法。

此外,日本学者率先使用无菌的医用绷带进行踝部“8”字缠绕法来进行皮肤牵引,此法简单易行,便于操作,可以在手术的任何时间段根据需要随时使用,这在没有商用足部牵引带的情况下,可提供很大的便利(图2-11~ 图2-16)。

在实际的临床工作中,依照笔者的个人体会,皮肤牵引确实可以起到开大踝关节腔的作用,所以这一便于手术开展的方法也必须掌握。但所有的踝部牵引,无论是骨性牵引还是皮肤牵引,都会带来一个问题:即应用牵引后术者不得不站在踝的侧方进行手术操作,从而给手术的操作带来一定的不便(图2-17)。另外,在施加牵引的情况下,虽然胫骨、距骨关节面之间的间隙被开大,但同时也会导致踝前方的关节囊变得紧绷,这一方面会减少踝关节前室的操作空间,另一方面还会导致前方关节囊外的血管神经束靠近关节囊表面,从而增加了术中损伤的风险(图2-18)。

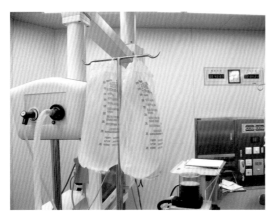

图 2-5　2 袋 3 000ml 盐水灌注液

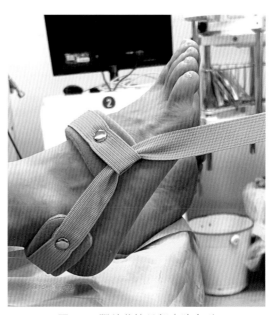

图 2-6　踝关节镜足部皮肤牵引

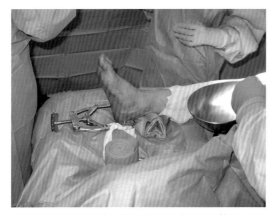

图 2-7　踝关节镜足部跟骨牵引（整体）

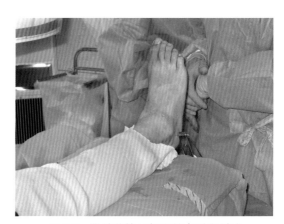

图 2-8　踝关节镜足部跟骨牵引（局部）

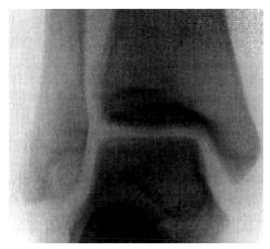

图 2-9　踝关节牵引前

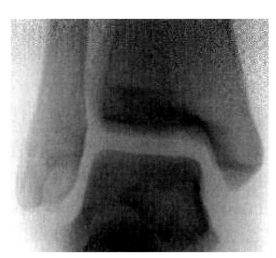

图 2-10　踝关节牵引后

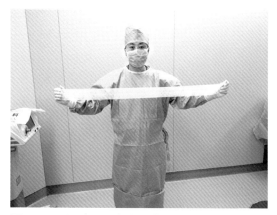

图 2-11　用于牵引的绷带长度约为双臂张开的距离

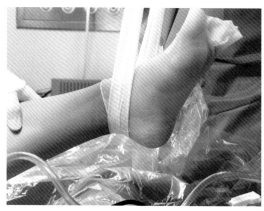

图 2-12　绷带绕过踝后方

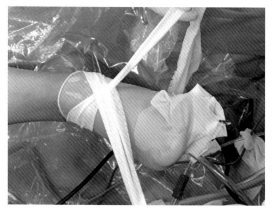

图 2-13　绷带在踝前方交叉

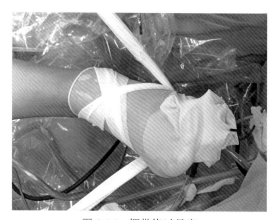

图 2-14　绷带绕过足底

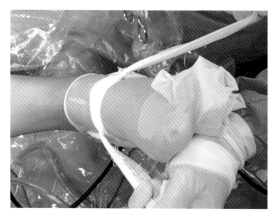

图 2-15　从"8"字绷带侧方穿过反折

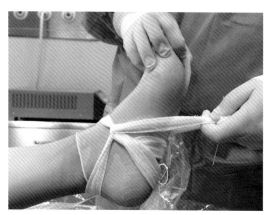

图 2-16　缠绕完成后示意图

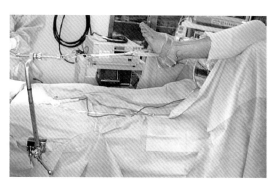

图 2-17　术中牵引的应用会使术者只能站在踝侧方完成操作

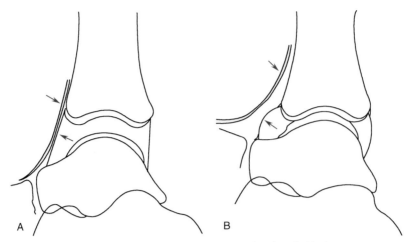

图 2-18　踝关节前关节囊与血管神经束毗邻关系

A.踝关节中立位时,前方关节囊紧张,血管神经束靠近关节囊;B.踝关节背伸时,前方关节囊松弛,
前间室空间扩大,血管神经束离开关节囊;→示血管神经束 ←示前方关节囊。

非牵引状态下,通过充分背伸/跖屈踝关节来进行踝关节镜操作的方法,首先由 van Dijk 提出,并且取得了很好的效果。在踝关节充分背伸的情况下,前方关节囊明显松弛(图 2-19、图 2-20),可以创造出更大的操作空间,允许使用直径更大的器械(如 4.0mm 的关节镜、刨刀和离子刀),取得更好的镜视下视野,使得前方关节囊外的血管神经束远离关节而获得更好的安全性。而对于踝内深方病变,如踝穴后方游离体、软组织撞击增生滑膜、距骨中后方的软骨剥脱等,则可以通过充分跖屈踝关节来完成。这一方法简便易行、不需要特殊的学习,只需要更新对踝关节镜下操作的认知即可获得,因此向大家推荐。

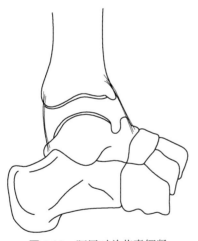

图 2-19　跖屈时关节囊绷紧

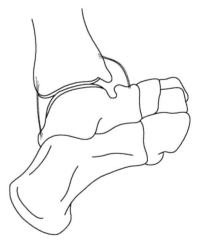

图 2-20　背伸时前方关节囊明显松弛

# 四、相应设备及操作器械

## (一)关节镜与手术器械

**1. 关节镜系统基本构成**　一套完整的关节镜系统,基本由成像系统、光学系统、动力系统、手动器械和射频气化系统、镜视图像记录系统组成(图 2-21)。其中关节镜的镜头是整个系统中的核心部件,通过关节镜的镜头可以对关节内的各部位解剖结构进行直观和系统的观察,从而获得关节疾病的检查和诊断的第一手资料,并在此基础上通过各种配套的关节镜操作器械完成对疾病的关节镜视下治疗。

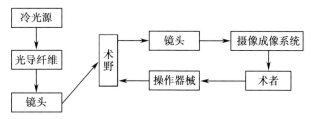

图 2-21 关节镜系统工作示意图

**2. 关节镜光学特性** 关节镜的光导纤维非常纤细,为了通过细的光导纤维获得较为宽广的镜视下视野,现代关节镜的镜头都采用球面像差较大的透镜(鱼眼透镜)。这种透镜的应用,会使镜视下的结构产生一定程度的失真现象。镜视下物体的失真程度还与镜头和观察结构之间的距离有关。以最为常用的 30° 斜视镜观察为例,镜头和观察结构之间的距离为 1mm 时,会产生 10 倍的放大效应;二者之间的距离为 10mm 时,会产生 2 倍的放大效应;距离为 20mm 时,镜视下结构和真实结构等大,当二者间的距离超过 20mm 时,镜视下的影像就会小于真实结构的尺寸。由于光学特性的影响,导致关节镜下所见与肉眼所见是有差异的,为了较翔实地反映关节镜下所见,手术操作中应当不断调整镜面与观察结构间的距离,并通过旋转镜头改变观察方向来进行关节镜观察。

另外,为了保证术中真实显示关节内结构的颜色,在关节镜手术前都要常规进行关节镜白平衡调节,从而保证观察到的关节内结构颜色的真实性(图 2-22)。有的医师认为所购买的关节镜设备附带有白平衡自动调节功能,从而不需要每次手术前再手动设定白平衡的想法是不准确的。

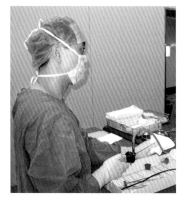
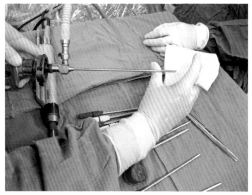
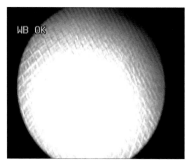

图 2-22 关节镜手术前调整白平衡

**3. 直视镜和斜视镜的特性** 在谈到这个问题时,首先要明确两个与之相关的概念:视向和视角。对于关节镜来说,视向是指关节镜轴心线与关节镜镜头斜面的垂直线之间所形成的夹角。视向代表着关节镜的观察方向,在显示屏上通过一个三角箭头来表示。箭头所指的方向就是当前关节镜所观察的方向(图 2-23)。视角是指镜头前端斜面的角度。依据斜面角度的不同,把关节镜分为 0° 镜(直视镜)、10° 镜、30° 镜、70° 镜等。由于直视镜在观察范围上存在限制,为了获得宽阔视野,需要大幅度地旋转关节镜,这样会导致医源性软骨损伤的风险增加,现在已经很少采用。斜视镜因为具有可在同一位置获得比直视镜更大观察范围的优点(图 2-24),从而在现代关节镜技术中被广泛采用。另外,斜视镜是从与被观察结构呈一定角度的方向观察手术部位,因此不容易对镜视下操作的手术器械产生妨碍。在关节镜所配备的不同角度的斜视镜中,30° 镜是最为常用的斜视镜(图 2-25),使用 30° 镜几乎可以对关节内的所有结构进行观察,并完成手术操作。

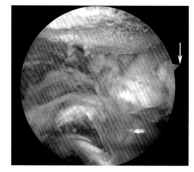

图 2-23 关节镜视野三角缺口
↓所指方向,即为术中镜头观察方向。

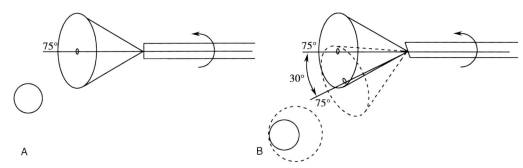

图 2-24　直视镜和 30° 斜视镜的视野范围

A. 旋转直视镜所得到的视野范围如实线圆所示；B. 固定 30° 斜视镜所得到的视野范围如实线圆所示。
旋转 30° 斜视镜所得到的视野范围如虚线圆所示。

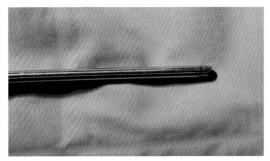

图 2-25　30° 斜视镜

70° 镜由于中心部有盲区,观察不到位于镜头正前方的结构,因此多在观察特殊部位时使用。例如膝关节后交叉韧带重建术中,使用 70° 镜可以更为方便地对后交叉韧带的胫骨止点处进行观察和辅助镜下操作;在肩关节镜处理肩胛下肌损伤时,用 70° 镜可以获得更好的肩胛下肌肱骨小结节足印区的视野;此外,使用 70° 镜时另外一个可以提供明显额外优势的操作,是在髋关节镜手术建立中前辅助入路时,70° 镜可以更清楚地对关节内入针点的"安全三角区"进行观察。当然,对于一个经验丰富的关节镜医师来讲,使用 30° 镜也完全可以完成上述操作(图 2-26)。

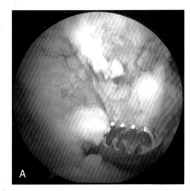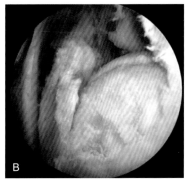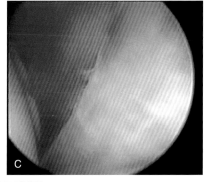

图 2-26　使用 70° 镜,可以获得更好的镜视下视野

A. 膝关节,70° 镜对后交叉韧带胫骨侧止点进行观察(后交叉韧带重建,后内入路观察);B. 肩关节,70° 镜,对肱骨小结节肩胛下肌止点进行观察(肩胛下肌撕裂缝合,前外入路观察);C. 髋关节,70° 镜,对建立中前辅助入路的关节内"三角区"进行观察(盂唇损伤修复,前外入路观察)。

直径 2.9mm 的关节镜是专门用于踝关节手术使用的标准配置。但依笔者的经验,常规膝关节使用的 4.0mm 关节镜在一定程度上具有更好的优势:更充足的入水量,更大更好的观察视野。同时配套使用的刨刀刀头、磨钻头和离子刀头(射频消融)也均使用与 4.0mm 膝关节镜相配套的尺寸,可以很好地提高镜下工作效率,而且这样也就不需要额外购买 2.9mm 的配套产品,从而大大降低购入成本(图 2-27)。

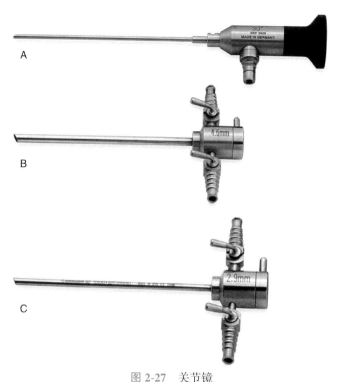

图 2-27　关节镜
A. 直径 4.0mm 关节镜;B. 直径 4.6mm 关节镜鞘;C. 直径 2.9mm 关节镜鞘。

## (二)灌注装置与止血带应用

因为踝关节腔的容积较小,即使有少量出血,也会使视野混浊,明显影响镜视的效果,因此术中止血非常关键。尽管如此,依笔者的经验,灌注泵与下肢止血带在踝关节镜的操作中均并非必须。如果使用灌注泵,压力设定在 60mmHg,流量 1.0~2.0L/min 即可(图 2-28A)。但实际上我们采用 2 袋 3 000ml 盐水的物理性灌注(悬挂高度要高于手术床 1.5m 以上)已经完全可以满足手术要求(图 2-28B)。

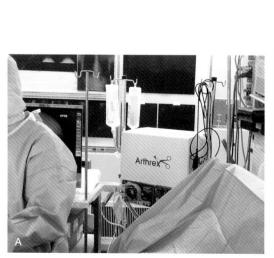
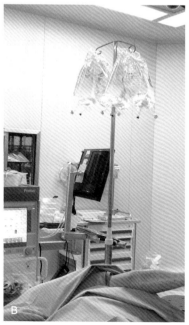

图 2-28　两种术中灌注、充盈关节腔方式
A. 灌注泵;B. 物理性灌注,灌注液高于手术床 1.5m。

此外,术中止血带的应用虽然可以获得一个完全无血的清晰视野,但也存在一定的问题。首先是一次性应用止血带的时间不能过长,一般不宜超过90min,这在需要进行踝关节前后室联合操作的病例会带来挑战。有的时候在踝关节后方入路操作时,要重新摆放体位、术区消毒铺无菌单,则还要二次应用止血带。再一个问题,就是如果术中使用止血带,对于一些术中操作不当导致的小血管破裂无法及时察觉,而这种医源性的血管损伤在刚刚开始踝关节镜操作的医师中几乎是无法避免的。一旦手术完成,在止血带松开下肢再灌注的过程中,这种小静脉的出血有的会变得非常活跃而难以控制,这种情况下再想止血有时会变得非常困难,从而无谓增加手术操作时间,并给术者带来额外心理压力。

根据笔者的经验,使用物理性灌注时在每袋3 000ml的灌注液中各加一支肾上腺素以利止血;同时手术台上再准备60ml生理盐水,其中再加入0.5ml肾上腺素,术前进行关节腔内注射。这样做的好处有二:首先可以充盈关节腔,扩大踝关节前室的操作空间;二来可以收缩关节腔内的小的血管。通过以上措施,完全可以保证术中的视野清晰。同时,在不应用止血带的情况下,术中如果出现小的无名血管损伤,可以随时止血,从而避免了上述在放松止血带后再止血所带来的问题。

避免术中损伤小血管的一个心得是:在任何操作过程中,尤其在使用刨刀操作的时候,要确保刨刀的刀口永远冲着踝关节的骨性部分而非滑膜部分(图2-29)。尽量避免用刨刀大面积切削踝关节增生的滑膜,尤其是靠近前方关节囊部位的滑膜。这个位置的滑膜内有恒定的无名静脉,一旦损伤非常容易造成出血,遇到滑膜增生明显的病例,收缩在其中的静脉断端有的时候并不容易查找,从而给术者,尤其镜下经验不多的术者造成很大困扰,也会无形中增加手术操作的时间,所以要多加注意。

### (三) 图像采集

传统的图像采集需要购买采集卡(图2-30),连接外部笔记本电脑采集、保存影像。现在更新一代的关节镜设备附带的术中图像采集软件非常方便,通过专门的USB接口插入U盘,从而可以将想要采集的镜下图片、视频等信息直接保存在U盘内。养成良好的术中资料保存习惯,对进行术后效果的跟踪随访、分析手术得失和总结经验,以利术者自身技术提高,以及进行对外学术交流时用直观的"图像说话",都是非常重要的。

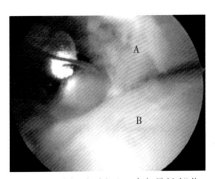

图2-29　刨刀切割开口冲向骨性部分
A.胫骨前缘;B.距骨。

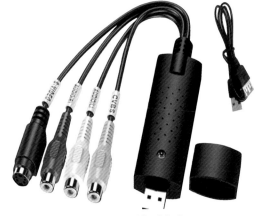

图2-30　图像采集卡

## 五、踝关节镜入路与观察

### (一) 体表标识

常规的踝关节镜手术通常就是指的踝关节前室的操作,因此踝关节镜前室操作技术是有志于从事踝关节镜操作的医师所必须掌握的。

前踝关节周围肌腱、血管、神经密布(图2-31),建立踝关节镜前方常规入路时,要求必须尽量准确,以降低医源性损伤上述重要组织结构的风险。因此通过术前对踝关节前方重要解剖结构做出体表标志,就显得尤为重要。

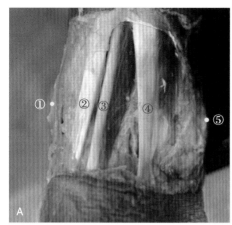
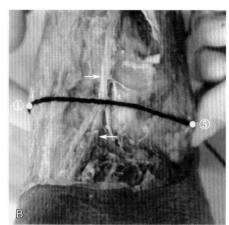

图 2-31 踝前重要解剖结构
A. 踝前浅层解剖;B. 踝前深层解剖(黑线:踝关节关节线);①:内踝;②:胫前肌;
③:跗长伸肌腱;④:趾长伸肌腱;⑤:外踝;→示腓深神经;←示胫前动脉。

需要在体表画出的解剖结构标志,包括内踝、外踝、关节线、胫前肌腱、第三腓骨肌腱(图2-32)。通常的踝关节镜,前内侧入路是首先要建立的入路,其位置位于胫前肌腱和关节线交叉点的内侧。建立这一入路时,通过反复屈伸踝关节能够很清楚地感觉、触摸到胫前肌腱的走行以及其与关节线交叉处的"软点",因此前内侧入路的建立是最容易的。

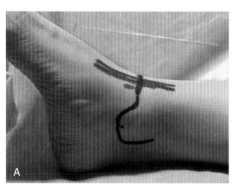
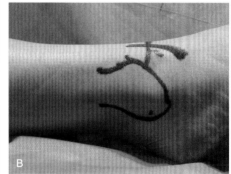
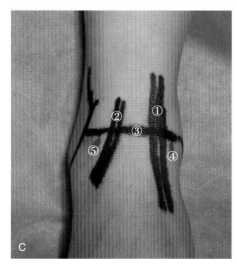

图 2-32 踝关节体表标志
A. 内踝标识;B. 外踝标识;C. 踝前标识;
①:胫前肌腱;②:第三腓骨肌;③:关节
线;④:内侧入路;⑤:外侧入路。

## （二）入路建立

建立入路时,皮肤切口不要过深,以免损伤深部重要组织,尤其在刚开始踝关节镜操作初期阶段,有的时候会出现定位不准的情况,那么这一原则对于避免医源性损伤踝部重要组织就非常重要。注意,只用尖刀切开皮肤、再用尺寸较小的蚊式血管钳钝性分离深部组织、穿透关节囊是在踝部建立任何一个入路时都必需遵循的基本原则(图 2-33~ 图 2-37)。

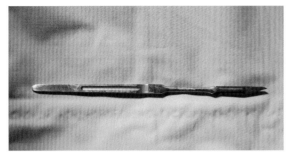

图 2-33　适合做皮肤切口的尖刀

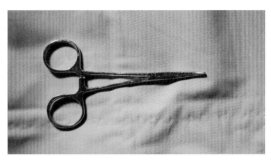

图 2-34　适合钝性分离皮下组织的蚊式血管钳

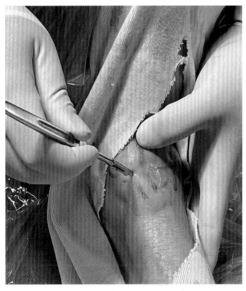

图 2-35　尖刀只切开皮肤

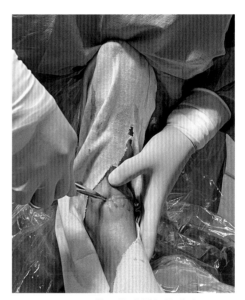

图 2-36　使用蚊式钳钝性分离

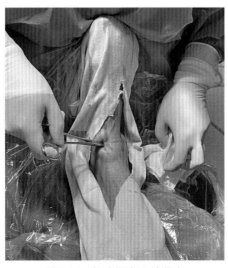

图 2-37　蚊式钳穿入关节内

前外侧入路的准确建立则要困难得多,且有一定的风险。原则上,前外侧入路建立的位置是第三腓骨肌腱和关节线交叉点的外侧。但与胫前肌腱不同,第三腓骨肌腱要纤细很多,通过屈伸踝关节并不十分容易清楚触摸到。再者,在第三腓骨肌腱通过关节线的水平附近,伴随有腓浅神经或腓浅神经的分支通过,因此建立前外入路时损伤这一神经及其分支的概率较高,这也是有患者反映踝关节镜手术后足外侧皮肤麻木的原因。

腓浅神经是人体唯一一条可以在体表观察到的皮神经,在踝跖屈联合内翻位观察到该神经的机会更大。腓浅神经一般在踝关节上方13cm左右穿出小腿筋膜,在踝关节水平分为足背内侧皮神经和足背中间皮神经两个终末支(图2-38)。腓浅神经的运动支是腓骨长短肌的始动神经,其感觉支则支配足背外侧皮肤的感觉,该神经在建立踝关节外侧入路时损伤的风险较高,这也是踝关节镜手术中最容易出现的并发症之一,损伤后患者多表现为足背外侧的皮肤感觉迟钝或者痛觉过敏。

有研究证实,在踝关节线水平,腓浅神经的分支位于第三腓骨肌外侧的比率只有11.8%。因此避免损伤腓浅神经的关键,一是在术前通过跖屈内翻位观察其走行位置,如此可以完全规避神经损伤风险。但并不是每位患者,尤其是肥胖的患者常常无法在术前观察到腓浅神经,此时,则要求在建立踝关节镜前外侧入路时,要尽量确认第三腓骨肌的位置、在关节线水平,偏第三腓骨肌的外缘2mm左右建立入路(图2-39),如此,可以大大降低神经损伤的可能性。

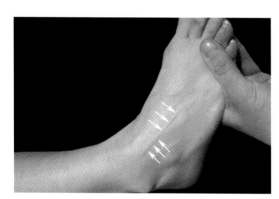

图2-38 腓浅神经(白色箭头)

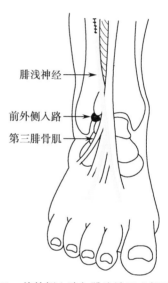

图2-39 前外侧入路与腓浅神经毗邻示意图

如前所述,前内侧入路永远是实施踝关节镜手术最先建立的入路,它首先作为常规观察入路,手术当中必要时也可以作为操作入路。在平关节线水平、紧贴胫前肌腱内侧注入20~40ml含有肾上腺素的生理盐水充盈关节腔并协助止血(60ml生理盐水加半支或1支肾上腺素),并用1~2ml肾上腺素盐水对欲做切口的皮肤给予局部浸润。拔出针头,使用尖刀切开皮肤,切开的深度至真皮层。随后使用蚊式血管钳钝性分离皮下组织,穿过关节囊。

注意,在建立前内侧入路时,要将踝关节处于背伸位,这样可以使得胫前肌腱松弛并靠近中线,从而有助于建立一个更利于术中观察的前内侧入路。

将关节镜从前内侧入路插入,观察前外侧结构。此时,术者用手细心触摸第三腓骨肌、平关节线水平偏外2mm刺入定位针(图2-40)。如果定位准确,镜下可以观察到定位针应该在平关节线水平、距离前下胫腓韧带前内侧2mm左右的位置(图2-41)。位置确定后,使用同制作前内侧入路相同的方法完成前外侧入路的建立。

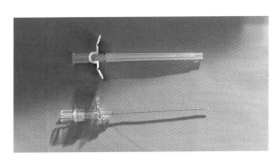

图 2-40　定位针

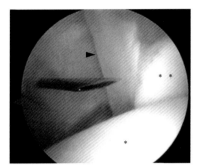

图 2-41　前外侧入路定位针位置
▶示前下胫腓韧带；* 示距骨软骨；
** 示外踝软骨。

## 六、踝关节镜基本镜视要点

首先要养成对踝关节内基本结构进行全面观察的习惯，同时，能够顺利完成对踝关节内各部位结构的观察，这也是踝关节镜医师的基本素质和要求，前内侧入路是观察关节内各部分结构最常使用的入路。

### （一）前内侧入路镜视

对踝关节内结构的观察应该遵循一定的顺序，这样可以保证全面的观察，避免重要结构或病变部位的遗漏。每位踝关节镜医师的观察习惯各不相同、观察次序因人而异，但只要依照个人的习惯和实践经验，逐渐摸索，细心体会，就可慢慢找出最符合自己操作特点的观察顺序。

**1. 内侧（距骨滑车）**　背伸踝关节，将关节镜的视野向下，观察距骨滑车内侧。在这一位置通过旋转 30° 镜，向上及向内还可以分别观察到胫骨前缘及胫骨踝穴向内踝的移行部。变踝关节从背伸位到跖屈位，可以向距骨滑车的内后方进行观察，这一部位是距骨软骨损伤的好发部位（图 2-42~图 2-44）。

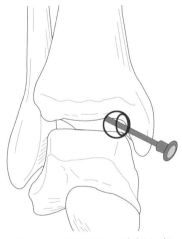

图 2-42　关节镜位置（内侧入路）
〇示内侧入路；〇示观察部位：
内侧距骨滑车。

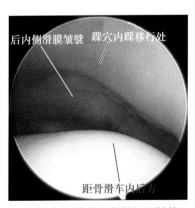

后内侧滑膜皱襞　踝穴内踝移行处

距骨滑车内后方

图 2-43　踝关节内侧镜视下结构

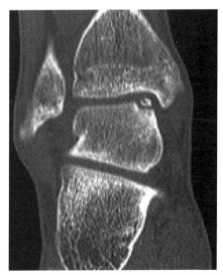

图 2-44　冠状位 CT 示距骨内侧损伤

**2. 中前方（距骨滑车前缘、前方关节囊）**　背伸踝关节，将关节镜移动到关节中部前方，观察视角向下转，即可以观察到距骨滑车前缘及前方关节囊的距骨附着部（图 2-45、图 2-46）。正常踝关节，此处滑膜较少，关节囊的附着部可以清楚看到，而在诸如踝关节骨关节病及踝前撞击等病变的病人，此处的滑膜多有明显增生，此时前方关节囊的观察会比较困难，所以需要注意，一定不要过度刨削此处滑膜，一来可以有效避免出血,二来避免对前方关节囊的损伤,从而降低损伤关节囊外前方血管神经束的风险。

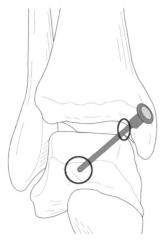

图 2-45　关节镜位置
○示内侧入路;○示观察部位:踝关节中前方。

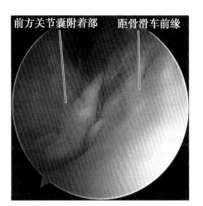

图 2-46　距骨滑车前缘、前方关节
囊镜视下结构

**3. 中部(胫骨前缘、距骨滑车)**　将关节镜稍稍向上移动,并转观察视野向上,可以清楚观察到胫骨前缘和与之对应的距骨滑车软骨。这个部位也是胫骨前缘增生、导致胫前骨性撞击的好发部位(图 2-47、图 2-48)。

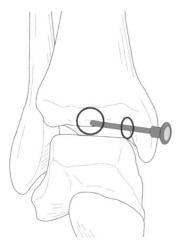

图 2-47　中部关节镜位置
○示内侧入路;○示观察部位:踝关节中部。

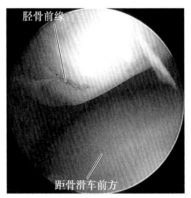

图 2-48　胫骨前缘、距骨滑车
镜视下结构

**4. 中外侧(胫骨前缘、胫腓前韧带)**　再次背伸踝关节,将关节镜向内稍稍倾斜、将关节镜视野朝向前方,是观察胫骨前缘的最佳位置,在此位置通过旋转镜头,还可以观察距骨滑车的前面。保持关节镜视野向下的状态,将关节镜前端向关节外侧推进,可以观察到胫腓前韧带。因为胫腓前韧带位于紧靠前外侧入路的外侧,所以从前内侧入路进行观察更为方便(图 2-49、图 2-50)。

**5. 中央(胫骨穹顶软骨、距骨滑车软骨)**　将关节镜稍稍后撤,踝关节跖屈,可以观察踝关节胫骨和距骨关节面,以及位于距骨滑车中央部位的呈稍稍凹陷的距骨滑车矢状沟。根据笔者的经验,距骨的矢状沟应该是软骨的相对薄弱区域,也是踝前撞击常常导致距骨软骨损伤的部位(图 2-51~图 2-53)。

**6. 后方(关节囊、胫腓后韧带、胫腓横韧带)**　在这个位置将关节镜的视野转向踝关节后方,则可以进一步观察距骨滑车外侧、后方关节囊、胫腓后韧带、胫腓横韧带等重要结构(图 2-54~图 2-56)。注意,此时单纯依靠跖屈踝关节很难充分观察到上述结构,需要借助应用踝关节牵引带,进一步开大关节腔方可实现。

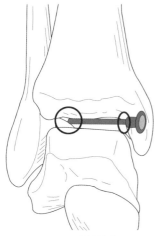

图 2-49　关节镜位置
○示内侧入路；○示观察部位：
踝关节中外侧。

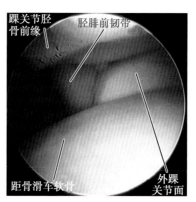

图 2-50　胫骨前缘、胫腓前韧带
镜视下结构

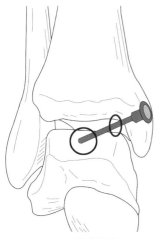

图 2-51　关节镜位置
○示内侧入路；○示观察部位：
踝关节中央。

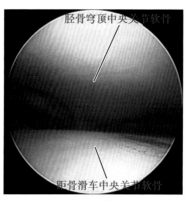

图 2-52　胫骨穹顶软骨、距骨滑车
软骨镜视下结构

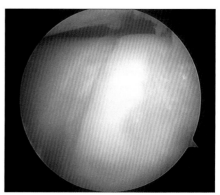

图 2-53　距骨中央矢状沟磨损

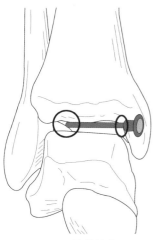

图 2-54　关节镜位置
○示内侧入路；○示观察部位：
踝关节后方。

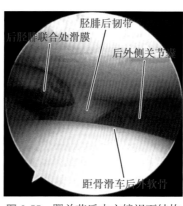

图 2-55　踝关节后内方镜视下结构

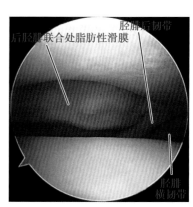

图 2-56　踝关节后外方镜视下结构

**7. 中后内侧 / 内侧（胫腓后韧带、关节囊、跚长屈肌腱）** 接续上步观察位置,在踝关节牵引状态下,将关节镜稍稍移动偏向内侧中间和内侧后方,并旋转关节镜面朝向内侧,即可以观察到包括跚长屈肌腱在内的后内方结构,并可以通过伸屈跚趾关节进一步确认该肌腱(图 2-57~ 图 2-60)。

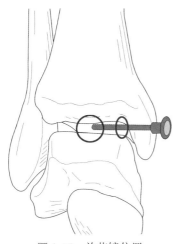

图 2-57 关节镜位置
○示内侧入路;○示观察部位:踝关节中后内侧。

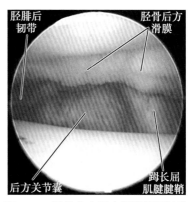

图 2-58 踝关节中后内侧镜视下结构

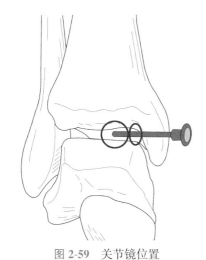

图 2-59 关节镜位置
○示内侧入路;○示观察部位:踝关节内侧。

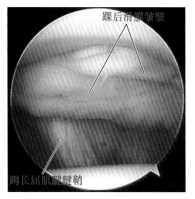

图 2-60 镜视下结构

**8. 距骨滑车内侧 / 内侧沟（内踝尖端、三角韧带深层纤维）** 将关节镜继续向内移动,再次回到距骨滑车内侧,将关节镜立起并将关节镜的视野转向下,此时即可将关节镜插入到距骨滑车与内踝关节面及内踝尖端的部位,在此处可以观察内踝尖端及于此处起始的三角韧带(胫距后韧带)深层纤维(图 2-61、图 2-62)。因为三角韧带的浅层纤维属于关节外结构,在镜视下无法观察。

由此,我们完成了通过踝关节前内侧入路、对关节内绝大多数主要结构的一个全面观察。

### （二）前外侧入路镜视

通过前内侧入路,我们基本完成了对踝关节内主要组织结构的观察,此时将关节镜转换到前外侧入路。通过此入路,完成对外踝部位重要组织结构、主要是距腓前韧带的观察。

对于踝关节镜下经验丰富的医师,通过前内侧入路也完全可以观察到距腓前韧带,但无论如何,通过前外侧入路可以获得一个更好的观察包括距腓前韧带在内的外侧结构的视野。

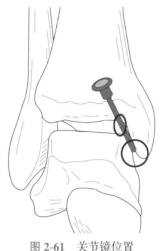

图 2-61　关节镜位置
○示内侧入路；○示观察部位：距骨滑车内侧/内侧沟。

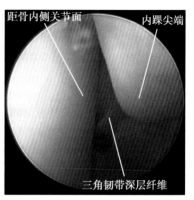

图 2-62　内踝尖端、三角韧带深层
纤维镜视下结构

　　背伸踝关节，将关节镜立起，转观察视野向下，引导关节镜插入到距骨滑车与外踝之间的远端，此时保持踝关节背伸位置，并将关节镜观察视野转向外侧，即可以清楚观察距腓前韧带的全貌（图 2-63、图 2-64）。而同样在外踝尖端偏后方起点的跟腓韧带，由于属于关节外韧带结构，一般情况下无法观察到。

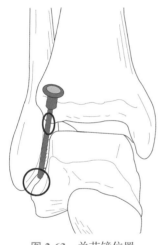

图 2-63　关节镜位置
○示外侧入路；○示观察部位：踝关节外侧沟。

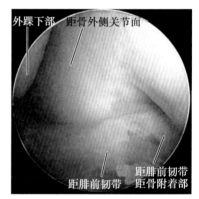

图 2-64　距腓前韧带及外踝尖
镜视下结构

## 七、结语

　　踝关节镜下手术尽管目前已经取得了很大的进展，但和开展更早、更受重视的膝关节镜、肩关节镜相比，还算不上"显学"。但在中国，伴随着运动人口的大幅增加，以及老龄化人口的比率不断加大，与运动相关联的踝关节韧带、软骨损伤和退变性骨关节病、踝关节骨性/软组织撞击的发病率增长迅速，需要踝关节镜下治疗的潜在病人数量巨大。

　　踝关节镜技术有它的特殊性，依笔者的经验，关节镜是一项对手术技巧和心得高度依赖的技术，可能很细微但关键的改进即会带来很不一样的操作体验和术后效果，正所谓"差之毫厘，谬以千里"。

　　因此，熟悉踝关节周围的解剖、掌握踝关节镜的基本操作规范至关重要。在国内，和需要接受踝关节镜治疗的潜在病人数量相比，真正熟练掌握踝关节镜技术的运动医学医师还远远不够。本章节所讲述的踝关节镜相关基本知识，实为整个踝关节镜开展的"基石"，希望大家多多体会，最后融会贯通，学以致用。

# 参考文献

［1］ TONOGAI I, FUMIO HAYASHI, YOSHIHIRO TSURUO, et al. Distance Between the Anterior Distal Tibial Edge and the Anterior Tibial Arteryin Distraction and Nondistraction During Anterior Ankle Arthroscopy: ACadaveric Study [J]. Foot Ankle Int, 2018, 39 (1): 113-118.

［2］ VAN DIJK C N, VAN BERGEN C J A. Advancements in ankle arthroscopy [J]. J Am Acad Orthop Surg, 2008, 16 (11): 635-646.

［3］ FEDER K S, SCHONHOLTZ G J. Ankle arthroscopy: review and long-term results [J]. Foot Ankle, 1992, 13 (7): 382-385.

［4］ FERKEL R D, SCRANTON P E. Current concepts review: arthroscopy of the ankle and foot [J]. J Bone Joint Surg, 1993, 75 (8): 1233-1242.

［5］ TAKAO M, OCHI M, SHU N, et al. Bandage Distraction Technique for Ankle Arthroscopy [J]. Foot Ankle Int, 1999, 20 (6): 389-391.

［6］ TONOGAI I, MATSUURA T, IWAME T, et al. Pseudoaneurysm of the Anterior Tibial Artery following Ankle Arthroscopy in a Soccer Player [J]. Case Rep Orthop, 2017: 2865971.

［7］ VAN DIJK C N, RONALD A W, HANS J L. Technical note: resterilizable noninvasive ankle distraction device [J]. Arthroscopy, 2001, 17 (3): E12.

［8］ DE LEEUW P A, GOLANÓ P, BLANKEVOORT L, et al. Identification of the superficial peroneal nerve: Anatomical study with surgical implications [J]. Knee Surg Sports Traumatol Arthrosc, 2016, 24 (4): 1381-1385.

［9］ OGUT T, AKGUN I, KESMEZACAR H, et al. Navigation for ankle arthroscopy: anatomical study of the anterolateral portal with reference to the superficial peroneal nerve [J]. Surg Radiol Anat, 2004, 26 (4): 268-274.

［10］ TAKAO M, OCHI M, SHU N, et al. A case of superficial peroneal nerve injury during ankle arthroscopy [J]. Arthroscopy, 2001, 17 (4): 403-404.

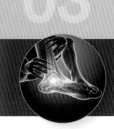

# 第三章　后踝关节镜

## 一、概要

2000年,van Dijk等第一次报道了通过建立双后踝入路、使用踝关节镜对踝后方病变进行处理的临床经验总结。该报道中包括了van Dijk从1995年开始完成的86例后踝关节镜手术,证实了双后踝入路的安全性和可操作性。该方法的出现,改变了传统以往通过足部牵引,从前方观察、再建立相应后方入路处理后踝病变的常规,并由于其实施简单、操作安全以及很好的术后效果,从而迅速获得了普及。

踝后方间室内容纳了众多的组织结构,并且由于后踝间室空间狭小,各组织距离较近,损伤的风险加大。比如踇长屈肌腱和距骨后突,距跟关节等在后足深部毗连,多种病理改变,如后踝撞击、距骨三角骨增生、踇长屈肌腱鞘炎、骨软骨损伤、软组织撞击等后足部疾病可能同时存在,有时通过临床理学检查和影像学很难作出全面、正确的诊断。所以,以往实施的开放性手术,除了具有创伤大、恢复健康所需时间长等缺点外,还由于切口选择的限制,有的时候也难以对病变给予全面的观察和处理,从而影响了术后效果。

通过关节镜来对后踝间室内病变进行处理,具有很大的优越性。可以在关节镜的直视条件下,对后踝从浅层到深层各个部位解剖结构进行充分的观察,辨析各种病理改变,作出确切诊断并使用最恰当的手段给予治疗。因此,van Dijk提倡的后踝关节镜技术由于具备的种种优点,业已成为解决后踝间室内疾病的"金标准"(表3-1)。

表3-1　后踝间室关节镜可治疗的疾病

| 关节内 | 关节外 |
| --- | --- |
| 关节内游离体 | 后方撞击综合征 |
| 骨性关节炎 | 三角骨综合征 |
| 滑膜炎 | 距骨后突增生 |
| 距骨滑车骨软骨损伤 | 踇长屈肌腱腱鞘炎 |
| 距骨骨坏死 | Hagland 畸形 |
| 距下关节关节炎 | 滑囊炎 |
| 骨折 | 腓骨肌腱脱位 |
| 骨不连 | 胫后肌腱炎 |

## 二、麻醉与体位

对于单纯的后踝间室关节镜手术来说,全身麻醉或者椎管内麻醉都是可以采用的麻醉方法。但很多情况下,涉及后踝间室的踝关节镜手术,也多伴有前踝间室的病变,因此前后间室联合手术的情况十分多见,这种情况下,全身麻醉可能具有更多的优越性。

踝后间室的手术,以患者俯卧位为最佳体位。在患者俯卧位的情况下,患足处于一种"正常"的解剖状态,术者也处于一个最方便操作的位置,因此可以给手术提供最大的便利。

对于踝关节前后间室都存在病变的病例,如果分别采用仰卧位和俯卧位来进行病变处理,存在的一个问题就是在前室手术完成后,还要进行重新变换患者体位至俯卧位、再重新进行消毒铺单,比较烦琐,也容易对术中使用的各种工具造成污染。为了解决上述问题,有的术者使用了"漂浮体位"(图3-1、图3-2),即在术前把患者摆放在半侧卧位,在后方骶髂关节、前方耻骨联合处安放的固定支具均与患者身体保持有一定的距离,这样在进行踝前间室病变处理时,把患者身体向后倾斜处于半仰卧位,待手术完成后,把患者身体改为向前方倾斜变成半俯卧位,再进行踝后方间室的处理。"漂浮体位"最大的优点就是不需要重新摆放患者体位,只用一次消毒铺单,减少了手术的衔接时间,也减少了手术助手和麻醉师、手术配台护士的工作量。不足之处就是半仰卧位/半侧卧位都无法保证踝关节处于一个完全"正常"(向上)的解剖位置,多少都有点"拧劲儿"的感觉,操作起来稍显不便。

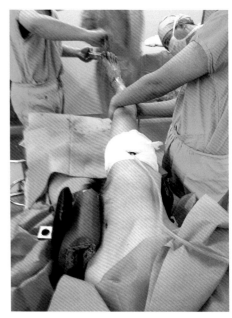

图3-1　漂浮体位

处理后踝病变时,将前方耻骨联合处的红色软垫移除,即可将身体向前倾斜,便于后方操作。

实际上,无论采用更换体位二次消毒铺单、还是"漂浮体位"进行手术,都没有明显的优劣,大家可以根据自己的操作体验自由选择。从笔者个人的体会,更习惯将踝关节摆放在一个完全处于"正常"解剖的位置,所以更多的时候选择更换体位的方法。

踝后间室操作俯卧位的摆放,也要求要把足部伸出手术床尾端10cm左右(图3-3),这样可以方便术中对踝关节进行自由的背伸和跖屈,也可以很自由的伸屈足趾,尤其是踇趾的关节,这对于术中确认踇长屈肌腱很有帮助。

笔者在进行后踝间室手术时,习惯于在小腿部放置一个软垫,协助将患足抬高(图3-3),这样的好处是可以避免术中使用手术器械时和手术床边的可能碰撞,有利于术者的操作。

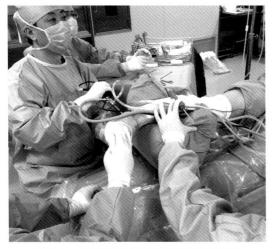

图3-2　利用漂浮体位处理后踝间室病变

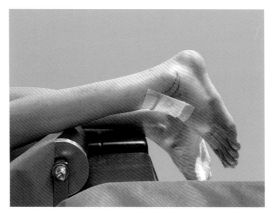

图3-3　后踝关节镜操作术前体位摆放
足踝部充分悬空,并适当垫高
(伸出手术床尾端和小腿垫高各约10cm)。

## 三、后踝关节镜入路

### （一）体表标志

自 2000 年 van Dijk 等第一次报道了建立双后踝入路进行踝关节后方病变处理以来，这一方法已经得到了迅速普及。踝后间室空间狭小，重要组织结构众多，所以正确地建立后方入路，对于顺利完成后踝病变的处理十分重要。而术前通过对和建立入路相关的解剖标志作出清晰的标记，则十分有利于后方入路的准确建立。

需要在体表画出的后踝解剖结构标志包括跟腱、跟腱止点 / 跟骨结节、内踝、外踝、关节线。通常的后踝关节镜，后外侧入路是首先要建立的入路，使用皮肤记号笔，在皮肤上画出跟腱、关节线、内踝与外踝的轮廓。后外侧入路的正确位置应该是外踝尖部画出的水平线与跟腱外缘交点稍上 0.5cm 处。后内侧入路则位于与后外侧入路对应的跟腱内缘处（图 3-4）。

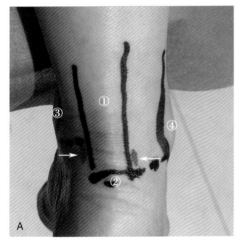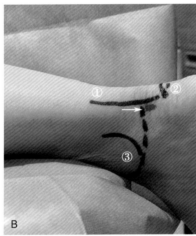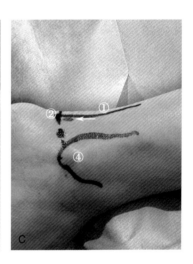

图 3-4　后踝体表标志

A. 后面观；B. 内侧面观；C. 外侧面观。①：跟腱；②：跟骨结节；③：内踝；④：外踝；→示后内侧入路；←示后外侧入路。

### （二）入路建立

后外侧入路的建立位置已经如前所述（图 3-5）。需要注意的一个问题是，建立后外侧入路时，存在有损伤腓肠神经的风险。

腓肠神经是外侧足踝部的皮肤感觉支，由腓总神经发出的腓肠外侧皮神经和胫神经发出的腓肠内侧皮神经汇合而成，有约 77% 的个体存在腓肠神经的终末支——跟外侧支。腓肠神经的终末支非常靠近跟腱外侧及跟腱止点，有研究证实，在建立常规后外侧入路水平，腓肠神经终末支与跟腱外缘距离为 1.2~2.5cm 之间，因此，在建立外侧入路时，入路要紧贴跟腱外缘、保持踝关节处于中立位是避免损伤该神经的关键（图 3-6）。

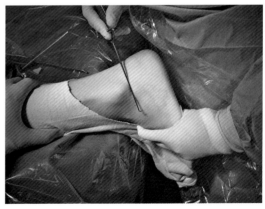

图 3-5　患者俯卧位

平外踝尖端、跟腱外缘建立后外侧入路。

后内侧入路同后外侧入路处于同一水平，紧贴跟腱内缘建立。由于包含胫后神经在内的内侧血管神经束位于姆长屈肌腱的前内侧，故而建立后内侧入路时，神经损伤的风险要小得多（图 3-7）。因此，建立后内侧入路时，最需要注意的是避免对姆肌腱的损伤。

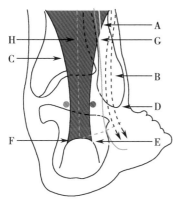

图 3-6 踝后外入路相关解剖
A: 腓肠神经(黄色);B: 胫后肌腱走行;C: 跟腱内缘;D: 外踝尖部;E: 腓肠神经跟外侧支;F: 跟骨结节跟腱止点;G: 小隐静脉;H: 跟腱中线;● 示后内侧入路;● 示后外侧入路。

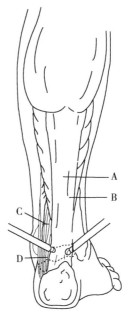

图 3-7 踝后内入路相关解剖
A: 腓肠神经;B: 跟腱;C: 踝内侧血管神经束;D: 姆长屈肌腱。

 　　跖肌起始于股骨后外髁,位于腓肠肌与比目鱼肌之间,向下以细长的腱性部分紧贴跟腱止点内缘止于跟骨结节(图 3-8),具有协同屈膝及屈曲踝关节的作用。

 　　跖肌并非恒定存在的一块肌肉,文献报道其在个体中的缺失率在 7%~20%。由于其止点距离跟腱非常近,在建立后内侧入路时容易损伤该肌腱(图 3-9)。因此建立内侧入路时也要遵循如前所述的原则,即只用尖刀切开表面皮肤,然后用蚊式血管钳钝性分离深部组织直至触碰到骨性部分,是有效避免损伤该肌腱的要点。

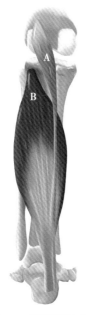

图 3-8 跖肌腱示意图
A: 跖肌;B: 比目鱼肌。

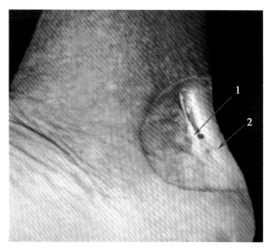

图 3-9 跖肌腱与毗邻
1: 跖肌腱;2: 跟腱;● 示后内侧入路。

## 四、后踝间室关节镜基本技术及镜视要点

### (一) 后外及后内侧入路建立

后踝外侧入路是进行后踝间室关节镜操作常规首先要建立的入路。

建立该入路时,一个要点是关节镜鞘插入时的方向要对向患者第一、二足趾之间的趾蹼方向(图 3-10)。将关节镜鞘沿该方向向前方插入直至抵触到前方的骨质,然后拔出镜芯插入关节镜,将关节镜的观察视野转向内侧,在关节镜的直视下,开始建立后内侧入路。在尖刀切开后内侧入路的皮肤后,用蚊式血管钳钝性分离皮下组织,直到蚊式血管钳出现在观察视野内。操作到此时的一个要点是:此时不要急于撤出蚊式钳更换操作器械,而是在关节镜直视下,继续用蚊式钳充分分离后踝间室内的软组织,包括滑膜、疏松结缔组织等,创造出一个足够充分的空间,从而有利于后续的器械操作。

### (二) 确定踇长屈肌腱

后踝间室的解剖结构,尤其肌腱韧带众多,如果对这些解剖结构认识不清,非常容易导致医源性损伤(图 3-11)。在后踝间室的操作中,确认踇长屈肌腱的位置是必须首先要完成的。因为在踇长屈肌腱的内侧有包括胫神经、胫后动静脉在内的踝管内血管神经束的存在,如果在没有确认踇长屈肌腱之前即贸然操作,会大大增加损伤血管神经束的风险。从这一角度看,踇长屈肌腱如同我们后踝内侧安全操作的"警示标志",其作用很类似肩关节的解剖结构"喙突"。即要保证所有的后踝操作都应该在该肌腱的外侧进行。

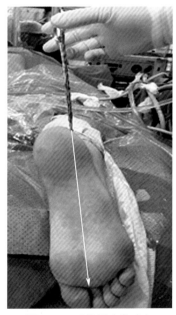

图 3-10　后外侧入路建立
镜子插入方向指向第一、二趾趾
蹼间(白色箭头所示)。

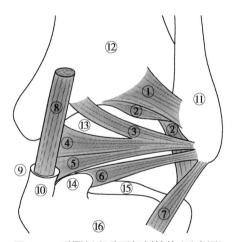

图 3-11　后踝间室重要解剖结构(示意图)
①:胫腓后韧带(浅层);②:胫腓后韧带(深层)/胫腓横韧带;③:踝间韧带(胫骨附着部分);④:踝间韧带(距骨附着部分);⑤:踝间韧带(跟骨附着部分);⑥:距腓后韧带;⑦:跟腓韧带;⑧:踇长屈肌腱;⑨:踝管;⑩:屈肌支持带;⑪:外踝;⑫:胫骨远端;⑬:距骨穹顶;⑭:距骨后外侧突;⑮:距下关节;⑯:跟骨。

虽然后踝间室的空间相对狭小,但只要入路建立得当,通过位于后外侧入路的关节镜确认踇长屈肌腱并不困难。如果经验不足,无法肯定镜下所见是否就是该肌腱,可在术中通过屈伸大踇脚趾的方法协

助确认。如果在屈伸大蹈脚趾的过程中，能同时观察到该肌腱的滑动，即可以确认该肌腱就是蹈长屈肌腱（图 3-12）。

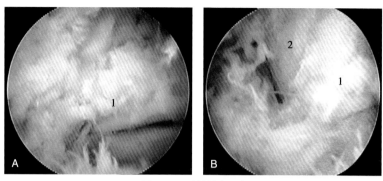

图 3-12　蹈长屈肌腱
A. 蹈长屈肌腱周围软组织清理前；B. 软组织清理后；1：距骨后突　2：蹈长屈肌腱。

### （三）镜视下诊断及治疗

在后踝间室的疾病处理中，后踝撞击综合征（posteriror ankle impingement syndrome，PAIS）的病理改变是我们处理的一个重点。

PAIS 依然可以认为是一种"过度使用"所导致的以踝后方深部疼痛为主要表现的撞击。导致后踝撞击的原因较多，大体分为软组织撞击和骨性撞击。软组织撞击包括跟骨前方的滑囊增生，约束蹈长屈肌腱的屈肌支持带增生或挛缩导致的蹈长屈肌腱狭窄性腱鞘炎，后踝韧带的关节间卡压，以及后踝间室的滑膜增生等（图 3-13）。而骨性撞击的原因，则多以距骨后突（stieda process）或分离的距后三角骨（os trigonum）造成，是后踝疼痛的最常见原因之一。

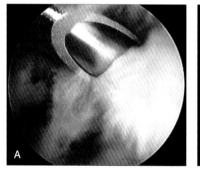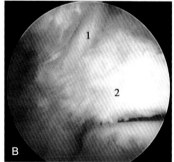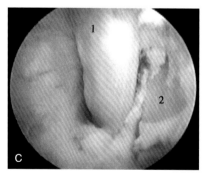

图 3-13　蹈长屈肌腱狭窄性腱鞘炎
A. 增生屈肌支持带切除前；B. 增生屈肌支持带部分切除（1：蹈长屈肌腱；2：距骨后外侧突磨削成形前）；
C. 增生屈肌支持带切除后（1：蹈长屈肌腱；2：距骨后外侧突部分磨削成形后）。

距骨后方有两个正常的骨性突起，即后内侧突和后外侧突，后外侧突通常较大。如果在发育过程中，后外侧突的次级骨化中心没有与距骨融合，则形成分离的距后三角骨。通常可以认为三角骨突是距骨后方的正常解剖结构，一般情况下并不会引起撞击症状，但在有踝部外伤史以及从事特殊职业，比如芭蕾舞演员、足球运动员等经常需要高度跖屈踝关节，并有长期反复性较大负重或力量冲击的人群中，则借由距骨三角骨突撞击所导致的后踝疼痛具有较高的发生率（图 3-14~ 图 3-18）。

通过后踝关节镜技术，可以非常全面地对后踝间室内的各部位解剖结构及存在的病理改变进行观察，并通过相应镜下技术对病变进行有效处理（图 3-19）。其术后患者创伤小、恢复快，患者的症状明显减轻，功能显著改善，甚至专业的芭蕾舞演员及职业足球运动员，都可以恢复到术前的运动水平，因此，已经成为治疗相关疾病的"金标准"。

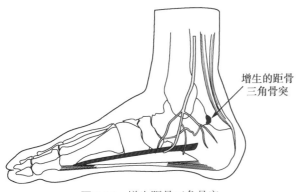

图 3-14　增生距骨三角骨突

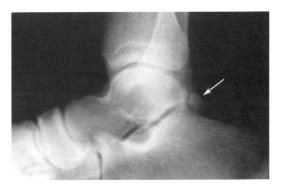

图 3-15　导致骨性撞击的距骨三角骨突增生
（白色箭头所示）

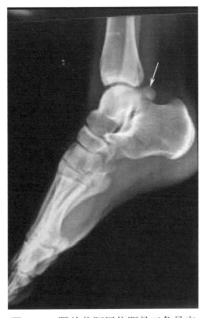

图 3-16　踝关节跖屈位距骨三角骨突
形成撞击（黄色箭头所示）

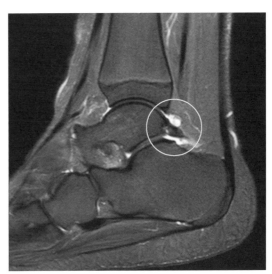

图 3-17　MRI 可见三角骨突的增生及邻近软组织
水肿高信号（　内所示）

## 五、结语

　　足后踝间室的操作亦应该遵循一定的基本原则：准确的体表标志（图 3-20）、总是先建立后外侧观察入路、确认踇长屈肌腱位置并保证所有的操作都位于其外侧、始终提醒自己后踝间室要探查踝关节和距下关节两个关节的情况（图 3-21、图 3-22），并保证如同踝前方间室的操作一样，即遵循适合术者自己习惯的观察顺序以避免重要组织结构或病理改变的遗漏（图 3-23），以及对一个运动医学医师始终如一的要求；对后踝间室内的重要解剖结构了然于胸。通常，笔者的观察习惯依照上内、上外、下外、下内的"四分区域法"进行观察。上内区域重要的解剖结构包括：内踝、踇长屈肌腱、踝间韧带胫骨附着部；上外区域重要的解剖结构包括：外踝、后下胫腓韧带（胫腓横韧带）、胫距关节、踝间韧带距骨附着部；下外区域重要的解剖结构包括：距下关

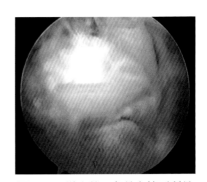

图 3-18　增生的三角骨突镜下所见

节、距腓后韧带、跟腓韧带、腓骨长短肌；下内区域重要的解剖结构包括：距骨后内突、距骨后外突、踇长屈肌支持带。如此，我们可以获得后踝间室的全面信息，从而为手术获得一个可预期的良好结果奠定坚实的基础。

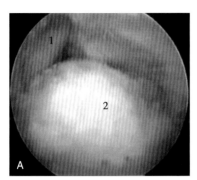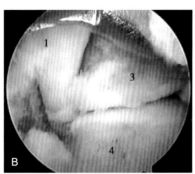

图 3-19　距骨三角骨突增生

A. 增生骨突切除前；B. 增生骨突切除成形后；

1：踇长屈肌腱；2：增生距骨三角骨突；3：距骨；4：跟骨。

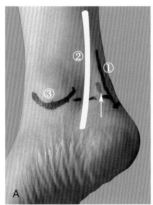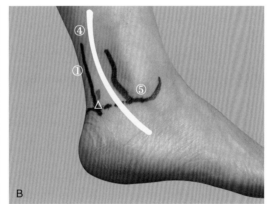

图 3-20　后踝间室体表标志

A. 后内侧；B. 后外侧；①：跟腱；②：内踝后方血管神经束（胫神经、胫后动静脉）；

③：内踝；④：腓肠神经；⑤：外踝；↑示后内侧入路；△示后外侧入路。

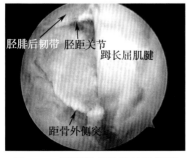

图 3-21　胫距关节及踇长屈肌腱

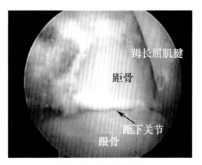

图 3-22　距下关节

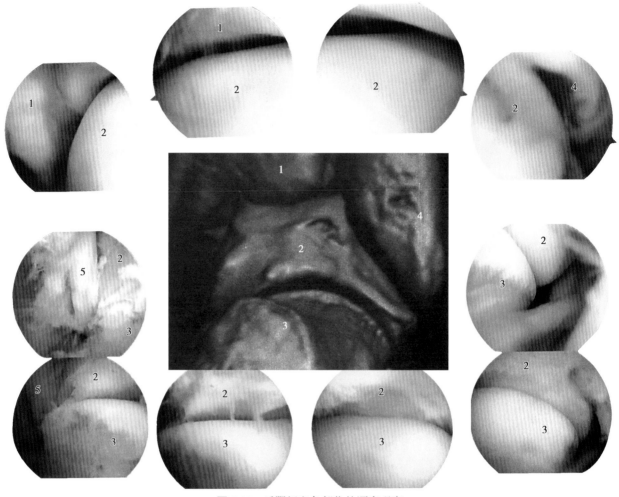

图 3-23　后踝间室各部位的顺序观察
1：胫骨；2：距骨；3：跟骨；4：腓骨；5：姆长屈肌腱。

## 参考文献

［1］VAN DIJK C N, SCHOLTEN PE, KRIPS R. A 2-portal endoscopic approach for diagnosis and treatment of posterior ankle pathology [J]. Arthroscopy, 2000, 16 (8): 871-876.

［2］MALAGELADA F, VEGA J, GUELFI M, et al. Anatomic lectures on structures at risk prior to cadaveric courses reduce injury to the superficial peroneal nerve, the commonest complication in ankle arthroscopy [J]. Knee Surg Sports Traumatol Arthrosc, 2020, 28 (1): 79-85.

［3］APPY-FEDIDA B, VERNOIS J, KRIEF E, et al. Risk of sural nerve injury during lateral distal Achilles tendinoscopy: A Cadaver Study [J]. Orthop Traumatol Surg Res, 2015, 101 (1): 93-96.

［4］VEGA J, CABESTANY J M, GOLANÓ P, et al. Endoscopic treatment for chronicAchilles tendinopathy [J]. Foot Ankle Surg, 2008, 14 (4): 204-210.

［5］URGUDEN M, CAN CEVIKOL, TKURSTA DABAK, et al. Effect of joint motion on safety of portals in posterior ankle arthroscopy [J]. Arthroscopy, 2009, 25 (12): 1442-1446.

［6］PARISIEN JS, VANGANESS T, FELDMAN R. Diagnostic and operative arthroscopy of the ankle [J]. Clin Orthop Relat Res, 1987,(224): 228-236.

［7］FERKELl R D, FISCHER S P. Progress in ankle arthroscopy [J]. Clin Orthop Relat Res, 1989 (240): 210-220.

［8］FERKELl R D, FASULO G J. Arthroscopic treatment of ankle injuries [J]. Orthop Clin North Am, 1994, 25 (1): 17-32.

［9］FREEMAN A J, JACOBSON N A, FOGG Q A. Anatomical variations of the plantaris muscle and a potential role in patellofemoral pain syndrome [J]. Clin Anat, 2008, 21 (2): 178-181.

［10］ RIETVELD A B M B, HAITJEMA S. Posterior Ankle Impingement Syndrome and M. Flexor Hallucis Longus Tendinopathy in Dancers Results of Open Surgery [J]. J Dance Med Sci, 2018, 22 (1): 3-10.

［11］ RIETVELD A B M B, HAGEMANS F M T. Operative Treatment of Posterior Ankle Impingement Syndrome and Flexor Hallucis Longus Tendinopathy in Dancers Open Versus Endoscopic Approach [J]. J Dance Med Sci, 2018, 22 (1): 11-18.

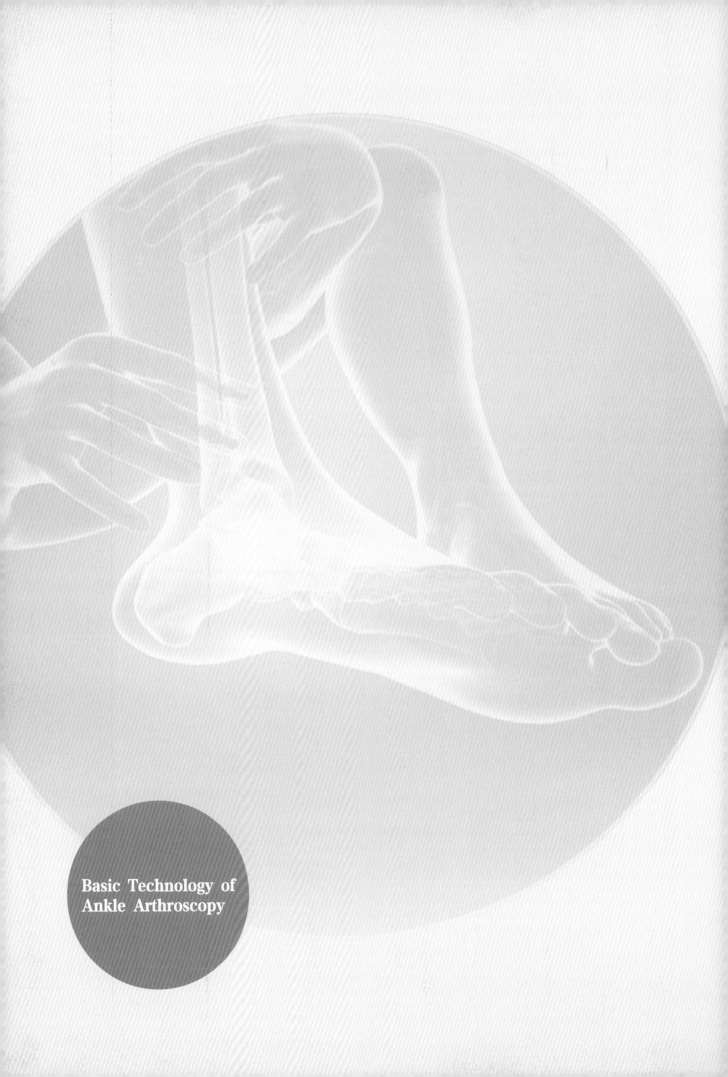

Basic Technology of
Ankle Arthroscopy

各/论

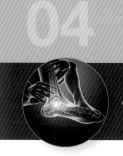

# 第四章　踝关节撞击综合征

## 一、概要

　　"撞击"是导致关节出现疼痛和功能受限的常见原因。典型的如肩关节的"肩峰下撞击""喙突撞击",髋关节的"股骨髋臼撞击"等。踝关节撞击综合征的概念由 Morris（1943）和 McMurray（1950）率先提出,最早被命名为"足球运动员踝"（footballer's ankle）,而"撞击"（impingement）一词则由 O'Donoghue 于1957 年正式提出,并逐渐被广泛采用。

　　踝关节撞击综合征是踝关节镜下最常处理的一类疾病,通过踝关节镜来处理撞击的尝试始于 1988 年。在前面的总论里我们已经提及,导致踝关节撞击的原因有很多,大体来说可以分为骨性撞击和软组织撞击两大类。根据撞击发生部位,又可以分为前踝撞击和后踝撞击,前踝撞击又可进一步细分为前方、前内和前外侧撞击;后踝撞击则包括了后方、后内和后外侧撞击,而下胫腓联合的撞击则是一种特殊的病理性改变。无论是何种原因导致的是何部位的撞击,它们共同的临床表现都是导致踝关节的背伸跖屈活动范围受限,并在活动过程中伴有疼痛。

　　踝关节撞击的检查非常依赖影像学。虽然踝关节的 X 线检查有的时候难以提供全面的撞击信息,但在帮助做出对撞击的初步判断方面,仍然具有重要意义,因此踝关节常规的正侧位 X 线片依然是必不可少的,除此之外,踝关节的 3D-CT、MRI,则分别对帮助医师提高对踝关节骨性撞击和软组织撞击的诊断准确性、制定合理的治疗方案方面,发挥非常重要的作用（图 4-1）。

## 二、踝关节前方撞击综合征

### （一）基本病理改变

　　踝前撞击是临床非常常见的踝关节病变。多数的病例是由于在胫骨前缘和（或）距骨滑车前缘相对应处明显增生的骨赘在踝关节背伸/跖屈过程中反复撞击产生症状。导致踝前撞击的原因多数认为还是由于外伤、踝关节不稳,以及由于不稳产生不稳定性踝关节反复旋后扭伤等综合因素的影响,最终导致胫骨与距骨直接、反复碰撞产生局部微骨折、肌体修复、异常增生、撞击的负性循环。上述的可能病理机制并不能解释所有的临床病人,因为有文献报道,在高达 45%~59% 胫骨前缘和距骨滑车显示增生改变的人群中,其并不表现任何临床症状。

　　处理踝关节撞击需要注意的一点是,无论是前方撞击还是后方撞击,骨性撞击常常同时伴有包括增生滑膜、损伤后韧带关节间隙钳夹、挛缩瘢痕等在内的软组织撞击,其发生率在 2% 左右,多由踝关节的内翻性损伤引起。如果忽略了对上述病理性软组织的正确处理,术后的撞击症状将无法做到彻底和长期的改善。

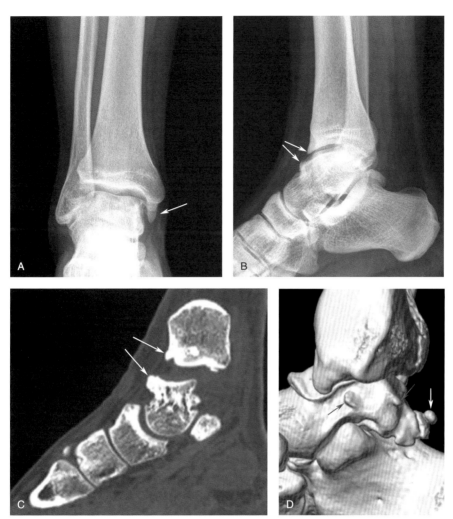

图 4-1 术前踝关节影像学增生(撞击)评估
A. 踝关节 X 线片正位(箭头示内踝处增生);B. 踝关节 X 线片侧位(箭头示胫骨前缘与相对应距骨软骨前缘增生);C. CT 见胫骨前缘与相对应距骨增生,导致撞击;D. 三位螺旋 CT 示距骨各处增生(箭头示)。

踝关节前方的软组织撞击一般是指前外侧撞击(图 4-2),由软组织引起的踝前内侧撞击少见。明显增生的滑膜组织、前下胫腓韧带远侧束磨损、钳夹,以及半月样损伤是导致前外侧软组织撞击最常见的几种原因。但如果病人表现出以踝关节前内侧疼痛为主的症状,而同时包括 X 线片、MRI 在内的影像学检查无法提供确实的踝关节病理改变,则要高度警惕前内侧软组织撞击存在的可能性。与上述提及的导致前外侧撞击的几种病理改变不同,前内侧软组织撞击多由异常形成的纤维束带引发,关节镜检查可以确诊并提供有效治疗(图 4-3)。

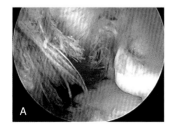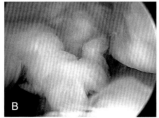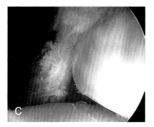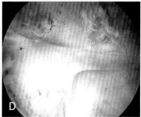

图 4-2 踝关节软组织撞击
A. 增生炎性滑膜;B. 半月样损伤增生组织团块;C. 磨损的前下胫腓韧带远侧束(Bassett 韧带);D. 损伤后的瘢痕索条。

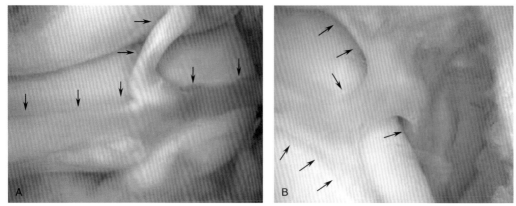

图 4-3　导致内侧软组织撞击的纤维束带（箭头示）
A. 踝关节伸屈过程中纤维束带和距骨撞击；B. 纤维束带上方止于胫骨前方，向内止于内踝。

半月样损伤（meniscoid lesion）是踝关节软组织损伤的一种特殊类型，形成的主要原因是外伤导致的慢性炎性滑膜增生、前方关节囊的部分撕裂和瘢痕化。这些舌状的异常软组织增生常位于胫距关节间，或距骨外踝间隙内，在踝关节活动过程中钳夹在上述间隙内引起临床症状（图 4-4、图 4-5）。

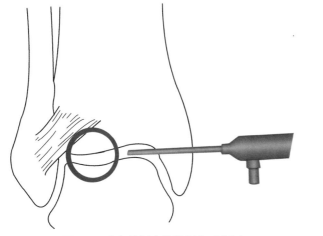

图 4-4　观察外侧半月样损伤示意图
○示观察部位

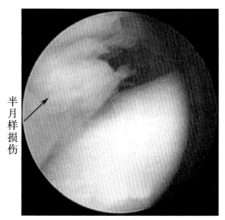

图 4-5　踝关节外侧的半月样损伤
与前关节囊相连，在踝关节背伸时发生撞击。

前下胫腓韧带远侧束也称为 Bassett 韧带（图 4-6～图 4-8），是一种正常的解剖结构，在踝关节外伤的刺激下会反应性增生肥厚，从而在踝关节背伸时和距骨滑车外缘发生异常碰撞，是踝关节前方软组织撞击的主要类型之一。

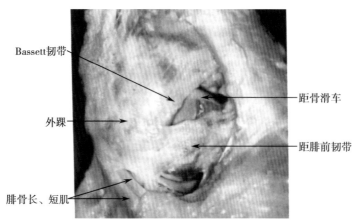

图 4-6　踝关节外侧解剖

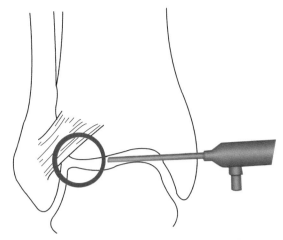

图 4-7 镜下观察 Bassett 韧带(○示)示意图

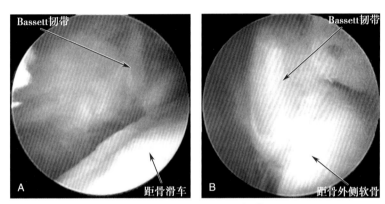

图 4-8 镜视下 Bassett 韧带
A. 踝关节跖屈时, Bassett 韧带与距骨外侧无撞击;
B. 踝关节背伸时, Bassett 韧带与距骨外侧缘发生撞击。

## (二) 关节镜手术技巧

在本章,我们将结合一个踝关节前方撞击的病例来阐述镜下处理撞击的一些手术要点(图 4-9)。

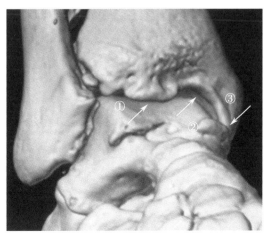

图 4-9 术前踝关节 3D-CT 图像所见
①:胫骨前缘,②:从胫骨前内侧到内踝前缘,
③:距骨滑车前内侧边缘增生的骨刺。

踝关节前方撞击综合征的镜视下要点

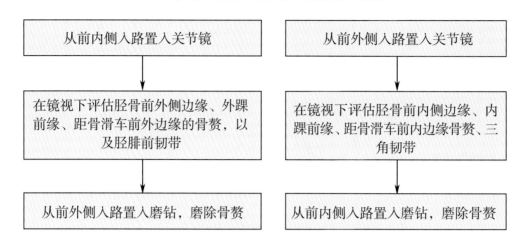

**【病例】**

31岁,男性,右踝关节撞击。

**1. 关节镜与手术器械的优化置入**　在总论中有述及,踝关节前内侧入路是首先要建立的入路,并常常作为主要的观察入路使用,但这只是一个基本的原则,对于处理踝前撞击的病例,为了能够更有效地对增生骨赘进行切除,要遵循的具体原则应该是:从距离骨赘较远的入路置入关节镜,从距离骨赘较近的入路置入磨钻等切割器械。在本病例中,由于胫骨下缘前方的骨赘偏位于外侧,所以要从前内侧入路插入关节镜,从前外侧入路插入磨钻(图4-10)。

**2. 清理骨赘周围的滑膜**　在踝关节撞击的病例,软组织,尤其是滑膜的增生几乎不可避免。这些增生的滑膜会充满关节前室,有的则位于下胫腓关节结合部(图4-11),而在骨赘周围,滑膜的炎性增生常常会表现得更加明显,是造成踝关节疼痛的重要原因。

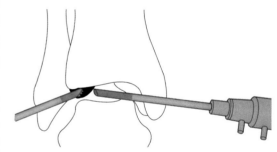

图4-10　胫骨前缘外侧撞击关节镜及磨钻置入入路

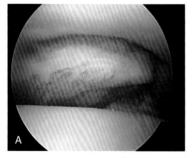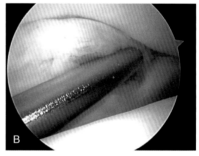

图4-11　踝关节内增生软组织
A.下胫腓结合处软组织增生;B.刨刀切除。

在踝关节镜下通常会先清理这些滑膜。滑膜的有效清理是获得镜下良好视野和确定增生骨赘部位、范围的关键;在进行上述操作时充分背伸踝关节则是充分扩大踝关节前室操作空间的关键;而在使用刨刀切削滑膜时,将刨刀刀口面向胫距关节方向则是避免损伤踝关节前方关节囊、紧邻关节囊的足背动脉和腓深神经的关键(图4-12)。

胫骨前缘增生的骨赘常常会对距骨软骨施加异常的机械摩擦从而在距骨关节软骨上形成典型的"轨道"样损伤(tram track lesion)(图4-13),如果损伤表浅,则不需要特殊处理,如果损伤较深,则需要使用离子刀对"轨道"边缘的软骨进行修整、去除不稳的软骨部分,并尽可能保留稳定的软骨。

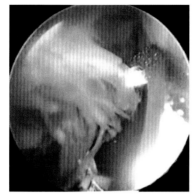

图 4-12　切除骨刺周围增生滑膜

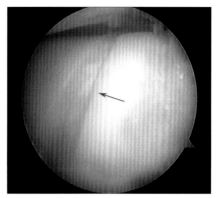

图 4-13　距骨软骨的"轨道"样损伤
（箭头示）

**3. 胫骨前缘骨赘磨除**　滑膜切除后骨赘可以得到充分的显露(图 4-14)。在处理骨赘时,磨钻是必不可少的工具,一般性的骨赘磨除,磨钻的转速设定在 5 000r/min 即可,但对于体积较大、硬化明显的骨赘,则有必要把磨钻的转速提到 7 000r/min 才更有效率。磨除骨赘时要注意"过犹不及"都是操作失当的表现。笔者以外侧的胫腓下韧带作为参考,一般掌握恰好的磨除深度是在骨赘磨除后的平面与胫腓下韧带相平(图 4-15),在笔者的实践中发现这一参考标准非常有用,具有很强的可重复性。

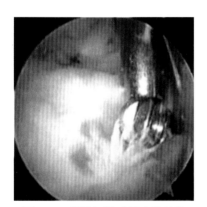

图 4-14　滑膜切除后露出的骨赘

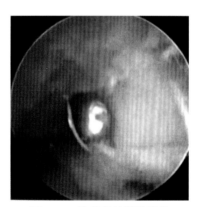

图 4-15　使用磨钻磨除骨赘

**4. 内踝前缘骨赘磨除**　清理内踝前缘骨赘时,要从前外侧入路置入关节镜,从前内侧入路置于磨钻(图 4-16、图 4-17)。

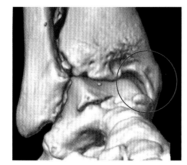

图 4-16　胫骨前缘内侧骨赘(○所示)

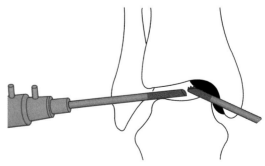

图 4-17　胫骨前缘内侧撞击关节镜及磨钻置入入路

根据笔者经验,多数情况下,这个部位胫骨前缘骨赘都相对较小,容易观察到骨赘的整体情况,因此磨除这一部位的骨赘要点是,首先磨除胫骨前缘骨赘,然后再以这个部位磨除后的深度作为参考,磨除内踝前缘的骨赘。另一个要点是,内踝前缘的增生多不是完全的骨性增生,而多是"类骨质"样增生,其表面覆盖有软骨样物质,在颜色上和真正的内踝前缘边界有明显的不同(图 4-18),这样的情况会给骨赘磨除提供很好的参考标志,从而保证此处骨赘磨除的准确性。

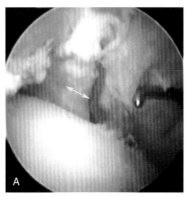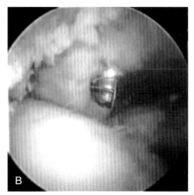

图 4-18　踝关节内增生
A. 内踝前缘增生"类骨质"(箭头示);B. 磨钻磨除内踝前缘增生。

**5. 距骨滑车内侧前缘骨赘磨除**　相比较胫骨前缘和内踝骨赘的处理,距骨滑车前缘的骨赘切除相对困难。尤其在入路建立不够准确、镜下操作不够熟练、前室滑膜及软组织增生处理不够充分的情况下,有的时候甚至找不到距骨侧骨赘的存在。如果术中遇到这种情况,确实不好确认距骨骨赘的存在,而术者又信心不足的,一个"姑息性"的选择就是对胫骨侧的骨赘做有限的"扩大性"磨除,从而达到保证胫骨/距骨之间骨性撞击"代偿性"消失的目的,如此,术后也可望取得较好的病人满意度。当然这只是术中"应急"的策略,不作为规范操作的选择。

针对于本病例,距滑车前缘骨赘位于前内侧,因此需要从前外侧入路置入关节镜,从前内侧入路置入磨钻,充分背伸踝关节,磨除骨赘(图 4-19、图 4-20)。

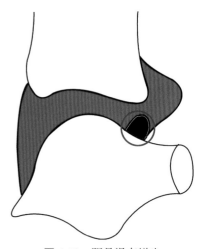

图 4-19　距骨滑车增生
○示骨赘;褐色:踝关节腔。

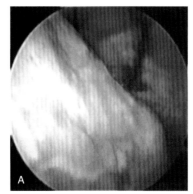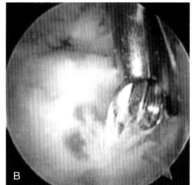

图 4-20　距骨滑车增生切除
A. 距骨滑车前缘增生骨赘;B. 骨赘切除。

## 三、踝关节后方撞击综合征

### (一)基本病理改变

从细分的特点来看,前踝撞击更多体现的是"撞",只发生在胫距关节之间;而后踝撞击则更多体现的是"夹"(nut in nutcraker)(图4-21),这是由后踝间室韧带、肌腱众多,以及踝关节跖屈时胫骨远端后方、距骨和跟骨之间的解剖特点所决定的。正是由于后方撞击涉及跟骨,所以在胫骨和跟骨之间区域的撞击,更多地体现了"夹"这一特有现象。

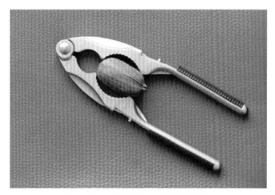

图 4-21　后踝撞击的特点示意

距骨后外侧突异常增生(stieda process)是后踝撞击最为常见的病理因素(图4-22)。而三角骨突(os trigonum)则多被认为是由于距骨后外侧突的次级骨化中心未能与距骨外侧结节愈合而形成的具有游离性质的三角形副骨(图4-23)。

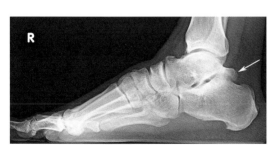

图 4-22　增生变长的距骨后外侧突(箭头示)

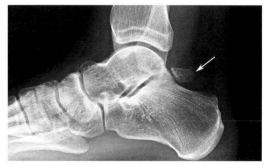

图 4-23　距骨后外侧三角骨突(箭头示)

单纯由于三角骨撞击导致的后踝疼痛也被称为三角骨突综合征(os trigonum syndrome,OTS),但仅因为三角骨的原因产生踝关节后部疼痛的病例较少,在大部分的病例中,OTS常常和后踝的软组织病变,如滑膜增生、姆长屈肌腱(flexor hallucis longus,FHL)狭窄性腱鞘炎、FHL支持带增厚、损伤导致的后方关节囊 - 韧带复合体增生、撕裂或陈旧性瘢痕化等并发出现(图4-24),因此现在更多地使用后踝撞击综合征(posterior ankle impingement syndrome,PAIS)这一概念来综合概括上述所有的病理改变。

PAIS同前踝撞击一样,是骨性撞击和软组织撞击共存的病理改变,术前的诊断虽然高度依赖于影像学,尤其是踝关节正侧位X线片和MRI,但想完全通过影像学和术前踝关节理学检查来对撞击因素做出准确判断是非常困难的(图4-25),因此踝关节镜依然是目前全面确认上述病理改变的"金标准",同时也是治疗PAIS的最佳手段。

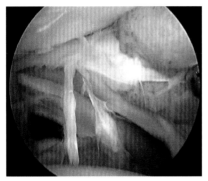

图 4-24　镜下所见后下胫腓韧带撕裂

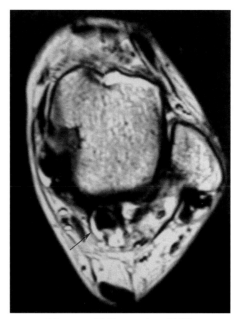

图 4-25　轴位 MRI（T2 增强）

箭头示低信号部分为姆长屈肌腱,其周围环绕高信号为腱鞘内滑液,可能为正常表现,也可能是炎症刺激后的反应。

## （二）关节镜手术技巧

本章节,我们同样通过一个典型病例来阐述后踝撞击处理的一些镜下手术要点。

### 踝关节后方撞击综合征的镜视下要点

| 首先建立后外侧入路,置入关节镜,然后建立后内侧入路,置入操作器械 |
| --- |

↓

| 确定姆长屈肌腱 |
| --- |

↓

| 在镜视条件下确认姆长屈肌腱与距跟关节<br>在紧贴其内侧有神经血管束,所有的操作应该在该肌腱外侧进行以规避血管神经损伤风险 |
| --- |

↓

| 在镜视下廓清后踝间室,开创操作空间,首先着重评估异常增生的骨组织<br>（距后三角骨观察是该步骤的重点） |
| --- |

↓

| 从后内侧入路置入刨刀、磨钻或弯曲骨刀,切除异常组织 |
| --- |

【病例】

与前踝撞击部分使用的病例来自同一病人。男性,31 岁,右踝关节撞击(图 4-26)。

进行后踝间室操作时,后方关节囊被切除或部分切除的情况非常多见,因此对于同时需要进行前踝和后踝手术操作的病人,如果先进行后踝手术,再转为前踝手术时,灌注液体会通过后方切除的关节囊缺损大量外渗,这一来会导致灌注液的大量浪费,二来对于通过前方手术切除的骨片、欲摘除的游离体等可能会随着外渗液体流到后方无法取出,从而增加了手术难度,因此,所有前、后间室同时需要处理的病例,都要先从前方开始进行。

**1. 双后踝入路建立及后踝间室关键解剖**　进行后踝的关节镜手术时,俯卧位是最常采用的体位,双后入路是目前被广泛采用的标准入路,关于后方入路的建立在总论里已经进行了详细的说明。首先建立后外入路并作为观察入路,镜视下建立后内入路作为操作入路(图 4-27);在镜下确认踇长屈肌腱作为后方操作的内侧界标,并时刻牢记在其内前方紧邻胫后的血管神经束,所以所有的操作都应该在踇长屈肌腱的外侧来进行(图 4-28)。

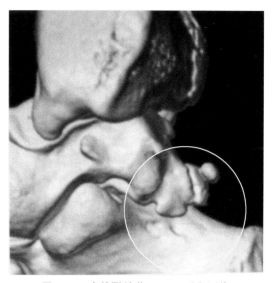

图 4-26　术前踝关节 3D-CT 后方图像
可见明显三角骨突增生

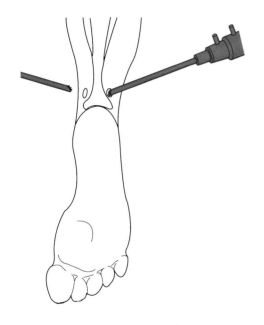

图 4-27　双后入路

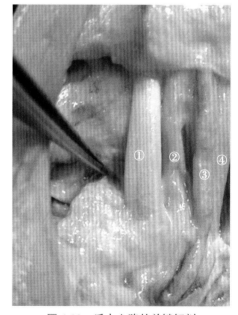

图 4-28　后内入路的关键解剖
①:踇长屈肌腱;②:胫神经;③:胫后动静脉;④:趾长屈肌腱。

**2. 踇长屈肌腱**　在后踝撞击的病例中,踇长屈肌腱伴发炎症的时候非常多见,因此,要对其进行详细的观察和镜下处理(图 4-29、图 4-30)。

**3. 三角骨突**　三角骨突异常撞击是后踝骨性撞击的最主要原因,因此镜下要充分显露其形态,对增生部分给予仔细磨除或凿除(图 4-31)。

**4. 解除三角骨突 / 距骨后外侧突对踇长屈肌腱的压迫**　不要忽略的一点是,在切除了增生的三角骨突之后,仍然可能残留与其存在纤维连接的距骨后外侧突对踇长屈肌腱的压迫(撞击),在这种情况下,要继续对距骨后外侧突进行磨除成形,以彻底解除对踇长屈肌腱的异常激惹(图 4-32、图 4-33)。

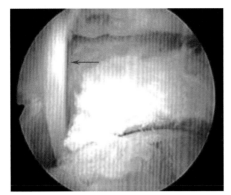

图 4-29　姆长屈肌腱（箭头示）

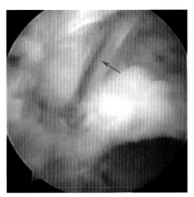

图 4-30　姆长屈肌腱腱鞘炎（箭头示）

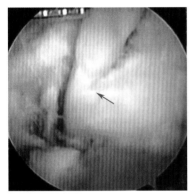

图 4-31　增生的三角骨突（箭头示）

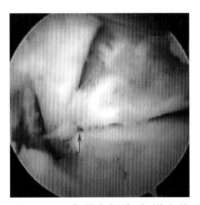

图 4-32　三角骨突切除后，增生的距骨后外侧依然残留有对姆长屈肌腱的压迫（箭头示）

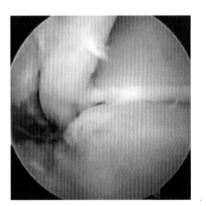

图 4-33　残留的距骨后外侧突成形后，对姆长屈肌腱的压迫完全解除

　　**5. 踝管观察**　姆长屈肌腱在进入踝管处的卡压非常多见，上述的距骨三角骨突 / 后外侧突是压迫姆长屈肌腱的骨性因素。除此之外，姆长屈肌腱在踝管入口处的屈肌支持带异常增厚、瘢痕化则是导致软组织撞击的重要原因，不可忽视（图 4-34、图 4-35）。

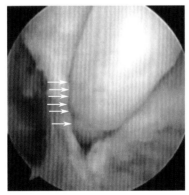

图 4-34　踝管入口处，屈肌支持带压迫姆长屈肌腱（箭头示）

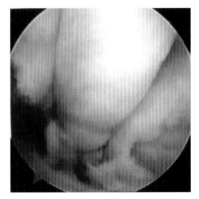

图 4-35　切除支持带后，压迫解除

# 四、结语

　　踝关节撞击综合征是临床通过踝关节镜治疗的最常见的疾病之一，因此，充分理解导致踝关节撞击的

可能病理因素是彻底治疗这一类疾病的关键。

　　只要能够掌握整个手术过程中各个步骤的要点和手术技巧，前踝间室关节镜的操作总体来说是十分安全的。避免损伤前方关节囊是重中之重，如果技术不够熟练造成前方关节囊损伤，则对于紧邻其表浅部位的腓浅神经和足背动脉损伤的风险会大增，需要特别注意（图4-36）。

　　对于后踝间室关节镜手术而言，通过在总论中介绍的"四分法"对所有的重要组织结构进行全面评估十分重要，对姆长屈肌腱的确认是手术安全实施的保障。要明确的是，踝关节撞击并不只有影像学上容易发现的骨性撞击，更有通过理学检查、影像学检查难以发现，甚至在镜下也容易被忽略的软组织撞击损伤的存在。因此，对踝关节软组织撞击的镜下处理是否充分，是影响术后效果是否满意的关键因素之一。

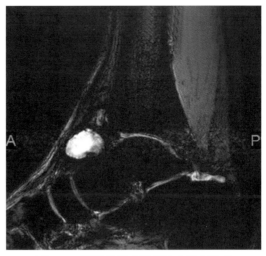

图 4-36　踝关节镜术后假性动脉瘤形成

## 参考文献

［1］ O'DONOGHUE D H. Impingement exostoses of the talus and tibia [J]. J Bone Joint Surg Am, 1957, 39-A (4): 835-852.

［2］ HAWKINS R B. Arthroscopic treatment of sports-related anterior osteophytes in the ankle [J]. Foot Ankle, 1988, 9 (2): 87-90.

［3］ FERKEL R D, KARZEL R P, DEL PIZZO W, et al. Arthroscopic treatment of anterolateral impingement of the ankle [J]. Am J Sports Med, 1991, 19 (5): 440-446.

［4］ DEBERARDINO T M, ARCIERO R A, TAYLOR D C. Arthroscopic treatment of soft tissue impingement of the ankle in athletes [J]. Arthroscopy, 1997, 13 (4): 492-498.

［5］ MOUSTAFA El-SAYED A M. Arthroscopic treatment of anterolateral impingement of the ankle [J]. J Foot Ankle Surg, 2010, 49 (3): 219-223.

［6］ URGUDEN M, SOYUNCU Y, OZDEMIR H, et al. Arthroscopic treatment of anterolateral soft tissue impingement of the ankle: Evaluation of factors affecting outcome [J]. Arthroscopy, 2005, 21 (3): 317-322.

［7］ MICHEL P J, VAN DEN BEKEROM, RAVEN E E. The distal fascicle of the anterior inferior tibiofibular ligament as a cause of tibiotalar impingement syndrome: A current concepts review [J]. Knee Surg Sports Traumatol Arthrosc, 2007, 15 (4): 465-471.

［8］ BASSRTT F H, GATES H S, BILLYS J B, et al. Talar impingement by the anteroinferior tibiofibular ligament. A cause of chronic pain in the ankle after inversion sprain [J]. J Bone Joint Surg Am, 1990, 72 (1): 55-59.

［9］ WOLIN I, GLASSMAN F, SIDEMAN S, et al. Internal derangement of talofibular component of the ankle [J]. Surg Gynecol Obstet, 1950, 91 (2): 193-200.

［10］ VALKERING K P, GOLANO P, VAN DIJK C N, et al. "Web impingement" of the ankle: A case report [J]. Knee Surg Sports Traumatol Arthrosc, 2013, 21 (6): 1289-1292.

［11］ KIM S H, HA K I, AHN J H. Tram track lesion of the talar dome [J]. Arthroscopy, 1999, 15 (2): 203-206.

［12］ TAKAO M, OCHI M, SHU N, et al. A case of superficial peroneal nerve injury during ankle arthroscopy [J]. Arthroscopy, 2001, 17 (4): 403-404.

［13］ TONOGA I, MATSUURA T, IWAME T, et al. Pseudoaneurysm of the Anterior Tibial Artery following Ankle Arthroscopy in a Soccer Player [J]. Case Rep Orthop, 2017, 2017: 2865971.

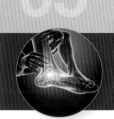

# 第五章　距骨骨软骨损伤

## 一、概要

距骨骨软骨损伤（osteochondral lesion of the talus，OLT）表现为距骨软骨与软骨下骨部分损伤、并与周围健康组织分离（图 5-1）。距骨骨软骨损伤的病人多有明确的踝关节外伤史，但无法追溯到外伤史的病例也并非少见。激素应用、退变性踝关节疾病、踝关节力线不良、遗传易感性都可能包括在内。OLT 好发部位多位于距骨滑车内侧与外侧，并具有发生在内侧的病变深在、外侧病变相对表浅的特点（图 5-2）。OLT 常常和陈旧性踝关节不稳合并出现，而在急性踝关节扭伤或骨折的病人中，OLT 的发生率更可高达 50%，故而是踝关节的多发病变之一。

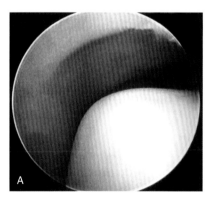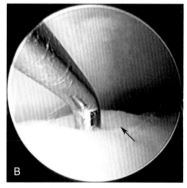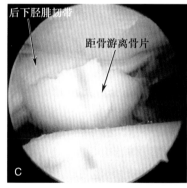

图 5-1　距骨软骨

A. 正常距骨滑车软骨；B. 距骨滑车内侧软骨轻度损伤（箭头示）；C. 距骨滑车外侧软骨损伤后软骨片游离。

距骨骨软骨损伤的典型症状包括深踝痛、间断性关节肿胀、关节弹响或交锁，以及踝关节的功能损害。包括踝关节 X 线正、侧位片，CT，MRI 在内的影像学检查是诊断距骨骨软骨损伤时必需的方法（表 5-1），由于病变涉及距骨的软骨及软骨下骨，所以 MRI 及 CT 检查各有所长，在疾病诊断时需要互相参考，但如果把有创的检测手段考虑在内的话，则关节镜依然是最终确诊该病的"金标准"。

针对距骨骨软骨损伤，要综合考虑患者的临床症状、受伤时间、年龄、属于运动活跃/非活跃人群等各方面因素，才能制定出最佳治疗策略。一般来说，对于原因不明、可能为偶然发生的病例、非运动积极人群的病例以及小儿，可首先考虑实施保守治疗；对于活跃人群病例与保守治疗无效病例则考虑进行手术治疗。

距骨骨软骨损伤的治疗方法种类繁多。软骨与软骨下骨病变的大小、是否有软骨下骨囊性变、是否伴发有踝关节韧带损伤及踝关节不稳等等都是需要考虑的重要因素，从而制定有针对性的手术治疗方案（图 5-3）。由于踝关节不稳会对再生的关节软骨产生过度的力学压力从而再次损伤软骨，因此对于伴发踝关节外侧韧带损伤并导致踝关节不稳的病例,要力争通过韧带重建等方式同时恢复踝关节的稳定性。

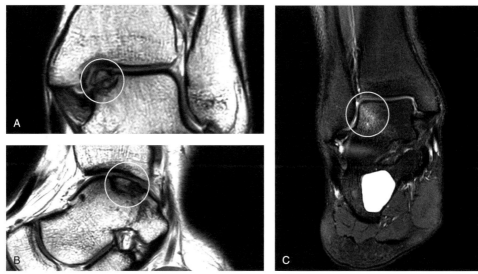

图 5-2　内侧距骨骨软骨损伤(　所示)
比较多见,病变相对深在(A,B),外侧较浅(C);A.踝关节冠状位;
B.踝关节矢状位(质子密度加权像);C.踝关节冠状位 T2 加权像。

表 5-1　距骨骨软骨损伤影像学分类法

| 踝关节 X 线片 | | CT | | MRI | | 关节镜 | |
|---|---|---|---|---|---|---|---|
| Berndt-Harty 分类法 | | Ferkel-Flannigan 分类法 | | Mintz 分类法 | | Pritsch 分类法 | |
| 1 级 | 压缩 | 1 级 | 距骨穹隆内囊性变,穹隆轮廓完整 | 0 级 | 正常 | 1 级 | 表面软骨完整 |
| 2 级 | 连接于原位的撕脱骨片 | 2 级 | 2A:囊性变与距骨穹隆表面相通 | 1 级 | 高信号、软骨表面形态完整 | 2 级 | 表面软骨软化 |
| 3 级 | 分离的撕脱骨片,无移位 | | 2B:骨软骨碎片无移位、开口于关节表面 | 2 级 | 软骨纤维性变或裂隙,未延伸到软骨下骨 | 3 级 | 表面软骨毛糙 |
| 4 级 | 分离、移位的撕脱骨片 | 3 级 | 透光性无移位损伤 | 3 级 | 瓣状软骨或软骨下骨裸露 | | |
| | | 4 级 | 碎片移位 | 4 级 | 碎片游离,未移位 | | |
| | | | | 5 级 | 碎片移位 | | |

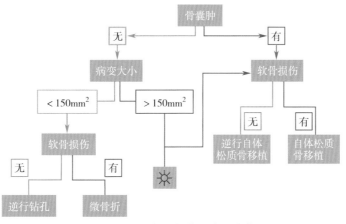

图 5-3　距骨骨软骨损伤手术治疗策略

## 二、镜视下常用手术技术

### (一) 微骨折术

微骨折术是镜视下处理骨软骨损伤类疾病最为常用的技术,这一技术是基于骨髓激发(bone marrow stimulation)理论,旨在通过微骨折法在损伤部位的软骨下骨钻孔,从而促进血管化及诱导骨髓间充质干细胞定向分化、最后形成病损处纤维软骨的再生覆盖。

微骨折术在治疗 OLT 中应用非常普遍,并且疗效确实。其主要的适应证包括 OLT 中软骨损伤、病损大小<150mm$^2$,及软骨下骨尚未有骨囊肿形成。但 15mm 直径只是作为病损大小的一个相对参考,而非镜视下使用微骨折技术与否的绝对界限。

微骨折术镜视下要点

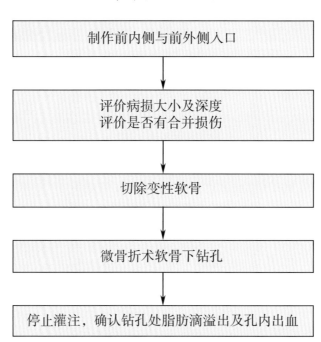

需要注意的是,对于距骨骨软骨损伤和前踝撞击因素同时存在的病例,要优先对距骨的病损进行处理,然后再打磨成形/切除导致撞击的骨性及软组织因素;对于和踝关节外侧韧带损伤共存的病例,则同样优先处理距骨问题,然后进行必要的踝关节损伤韧带的修复或重建。

在本章节,我们将结合一个距骨骨软骨损伤的病例来阐述镜下微骨折技术的一些手术要点。

【病例】

男性,29 岁,右踝关节距骨滑车骨软骨损伤(图 5-4)。

**1. 评估病损的大小、深度、是否有合并损伤**　首先,使用专用探钩在镜视下对病损的范围、深度进行准确地评估非常重要。需要注意的是:要充分探查损伤的软骨边缘直到感知到稳定软骨缘的存在,也就是说:不要低估病变的大小。如果在探查过程中发现存在浮动软骨片,则需要将探钩插入到软骨片的下方,从而对病损深度、是否合并软骨下骨损伤,以及软骨片的稳定性作出准确了解(图 5-5)。

**2. 变性软骨切除、修整**　在对病损的探查确认完成后,即可以使用刨刀对病变软骨进行切除,并对软骨边缘进行修整(图 5-6),这一过程可交替使用专用刮匙及抓钳去除软骨片。刮匙可以修整软骨边缘及对软骨下骨进行硬化骨的刮除,创造新鲜骨面,以利下一步微骨折的进行(图 5-7)。

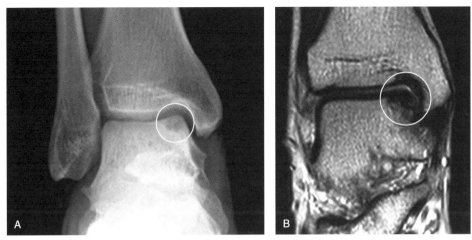

**图 5-4　右踝关节影像学**
A.踝关节 X 线正位片可见距骨滑车内侧低密度影(　所示);B. 踝关节冠状位 MRI
可见距骨滑车内侧低信号,软骨不完整(　所示)。

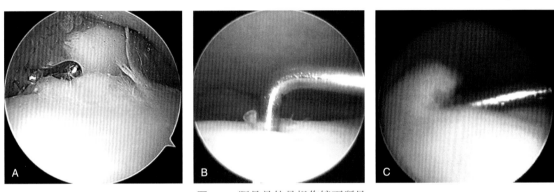

**图 5-5　距骨骨软骨损伤镜下所见**
A. 确认软骨损伤区域;B. 用探钩探查软骨裂隙;C. 用探钩探查浮动软骨片深度。

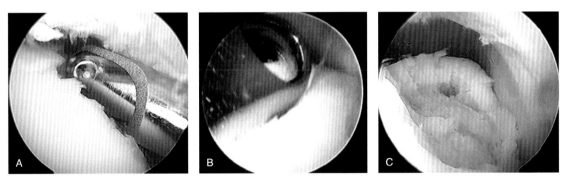

**图 5-6　镜下清除软骨碎片、修整软骨边缘及软骨下骨床**
A. 刨刀清除软骨碎片;B. 刮匙修整软骨缘及软骨下骨床;C. 修整后所见。

　　在这一阶段的处理要点是,要去除全部表现出不稳状态的软骨碎片,不要残留。尤其要对病损周缘的软骨状态进行认真的评估,对一些看似稳定、但实际已经和软骨下骨床表现潜在分离可能的软骨部分也要予以去除;另一要点是认真确认软骨下骨的质量,不要无谓去除原本健康的软骨下骨,过度地去除软骨下骨会导致缺损处的深度增加,这会给微骨折术后缺损处纤维软骨的生长和充填覆盖都带来不利影响。

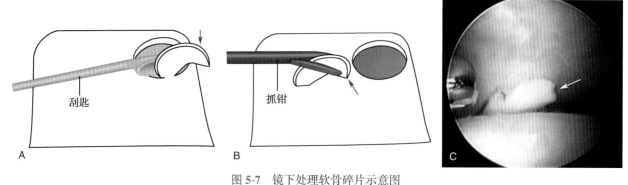

图 5-7　镜下处理软骨碎片示意图

A. 刮匙刮除浮动软骨片、锐化软骨边缘(箭头示软骨碎片);B. 抓钳取出游离软骨碎片(箭头示软骨碎片);
C. 镜下所见游离软骨碎片。

**3. 微骨折处理**　　在对软骨下骨进行微骨折处理时,要根据病损所在部位、形态选择不同型号的微骨折锥,根本目的是确保达到微骨折锥刺入骨床时和骨床平面保持垂直。

为了避免对正常的距骨软骨造成医源性损伤,从入路插入微骨折锥时,要将微骨折锥的尖端平行胫距关节面,插入关节内后,再将锥尖端旋转朝向病损。实施微骨折技术的要点是:①尽量保证微骨折锥的尖端垂直软骨下骨床扎入;②在扎制微骨折孔时,孔与孔之间的间隔距离以 3~4mm 为宜,刺入的深度不要超过 5mm。为了防止在用锤子敲击微骨折锥手柄时微骨折锥扎入过深,敲击使用的锤子不宜过重,助手敲击的力量要适中;③同时,在微骨折锥制孔的过程中会不可避免地产生扎孔周围的骨碎屑,应该及时、彻底地清除,否则这些残留的骨碎屑会刺激关节内滑膜产生无菌性炎症,导致术后的关节肿痛,大的碎屑还可能在远期形成关节内游离体,导致症状复发(图 5-8)。

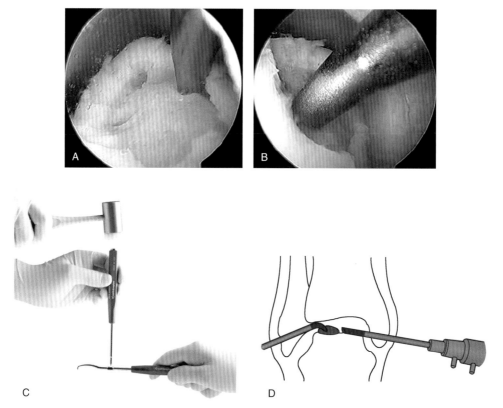

图 5-8　镜下微骨折处理

A. 微骨折锥垂直软骨下骨床;B. 将微骨折锥敲击扎入软骨下骨;C. 微骨折锥锤入方法;D. 关节镜及
微骨折锥置入入路(注:本示意图所示为距骨滑车外侧软骨损伤,与本节所用病例病损部位相反)。

需要注意的是,距骨后方软骨病变,是微骨折技术处理上的难点。一是从前方置入的微骨折锥到达病损部位相对困难,二是由于距骨滑车曲度的存在,标准微骨折锥尖端和软骨下骨床角度呈现平行的趋势。这时最好使用 90° 的微骨折锥帮助改善角度,并且在锤击微骨折锥前,术者要用力将微骨折锥抵住骨床,避免锤击时微骨折锥"打滑",造成医源性损伤(图 5-9)。

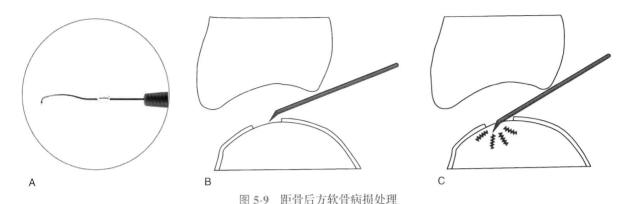

图 5-9　距骨后方软骨病损处理

A. 90° 微骨折锥;B. 充分牵开、跖屈踝关节;C. 微骨折锥用力抵住骨面,防止锤击时微骨折锥"打滑"。

**4. 确认微骨折制孔有效**　微骨折技术成功的关键,是要保证制孔的数量足够、深度足够,才能产生远期缺损部位被纤维软骨充填覆盖的预期效果,因此,术中就要观察术者制作的骨孔是不是"有效"骨孔。要点是在钻完骨孔后,暂时关闭灌注液,如果扎制的骨孔深度充分,则可以观察到有脂肪滴和血液从孔内溢出,证明微骨折术达到了治疗目的(图 5-10)。

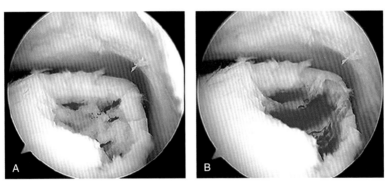

图 5-10　镜下微骨折效果观察

A. 微骨折锥钻孔后;B. 关闭灌注液,可见脂肪滴及血液从各个孔内溢出。

**5. 术后康复**　对距骨软骨实施微骨折术后,总的康复原则是积极的非负重关节活动度练习和慎重的负重训练相结合。一般从手术的次日开始即鼓励患者进行主动的踝关节背屈 / 跖屈练习,术后 4 周开始扶手杖进行部分负重;从术后 6 周开始完全负重,以术后 3 个月左右恢复运动水平的活动作为目标(表 5-2)。

表 5-2　微骨折术后康复方案

| 术后时间 | 术后当天 | 翌日 | 4 周 | 6 周 | 2 个月 | 3~4 个月 |
|---|---|---|---|---|---|---|
| 固定 | 无 | | | | | |
| ROM 训练 | | 背屈 / 跖屈练习 | | | | |
| 负重练习 | | | 部分负重 | 完全负重 | | |
| 体育运动 | | | | | 慢跑 | 体育运动 |

### （二）顺行/逆行钻孔术

选择适当的适应证，微骨折术对于距骨骨软骨损伤可以取得良好的效果。但对于软骨下骨损伤面积大、深度深的病例，软骨下骨表层具有有效活力的间充质细胞数量很少，其再生纤维软骨的能力非常有限，此时通过微骨折术达到软骨再生的可能性已经不大，这种情况我们要考虑使用钻孔术。

理论上，钻孔术也是骨髓激发方法的一种，可以分为顺行性钻孔和逆行性钻孔两种方法。由于逆行性钻孔术是从关节外经由距骨钻孔至软骨下骨，具有不损伤软骨表面的优点，因此对于距骨的表面软骨尚完整的病例尤为适用。

顺/逆行钻孔术的基本适应证和微骨折类似，主要区别在于病例的软骨下骨损伤较深、表面软骨完整或轻度变性（摩擦起层、软化）；软骨缺损面积亦要求<150mm$^2$，及软骨下骨尚未有大的骨囊肿形成。

*逆行钻孔术镜视下要点*

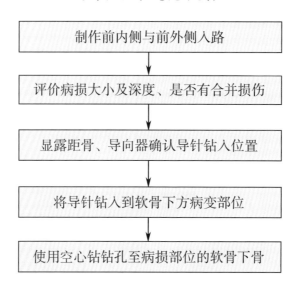

```
制作前内侧与前外侧入路
        ↓
评价病损大小及深度、是否有合并损伤
        ↓
显露距骨、导向器确认导针钻入位置
        ↓
将导针钻入到软骨下方病变部位
        ↓
使用空心钻钻孔至病损部位的软骨下骨
```

**1. 顺行钻孔术**　在距骨骨软骨损伤更明显的病例中使用较多。本章节，我们将结合一个病例对顺行钻孔术的镜下要点给予阐明（图 5-11）。

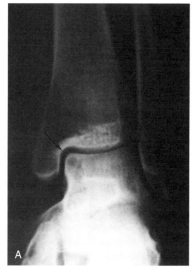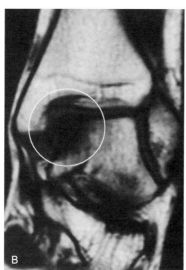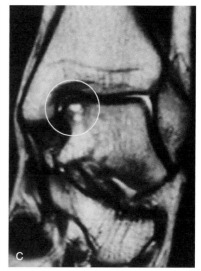

图 5-11　术前影像学检查

A. 踝关节正位片，箭头示距骨内侧软骨下骨囊变；B. 踝关节 MRI T1 加权像，可见病变已涉及软骨下骨床（　示病变部位）；C. 踝关节 MRI T2 加权像，可以更明显地显示软骨下骨的囊性变（　示病变部位）。

【病例】

女性，20 岁，距骨滑车内侧骨软骨损伤。术前要通过 X 线片、CT 或 MRI 对病变部位予以确认。

同实施微骨折术一样，之前也要认真探查关节、清除不稳定和变性的软骨碎片（图 5-12）。残存的变性软骨对于新的软骨再生会起到阻碍作用，因此清除的时候要力求彻底。

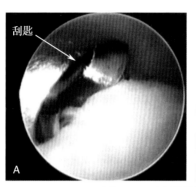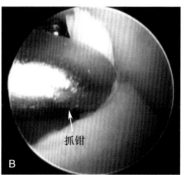

图 5-12　实施顺行钻孔术前的处理
A. 去除变性及不稳定软骨片；B. 取出变性软骨碎片。

软骨下骨钻孔一般使用 1.2mm 克氏针，前内 / 前外侧病变可经前内 / 外侧入路置入导向器，位于偏后方的病损、如后内侧 / 后外侧病变则需要选择经内踝 / 外踝插入钻孔克氏针（图 5-13）。

以距骨软骨内后方病损为例，使用顺行钻孔技术时，在病损部位钻制第 1 个骨孔后，稍稍回退克氏针，根据需要内翻 / 外翻、背屈 / 跖屈踝关节，依次在合适的部位钻制其他骨孔。一般在 100~150mm² 的范围内，制作的骨孔应该不少于 4 个（图 5-14）。

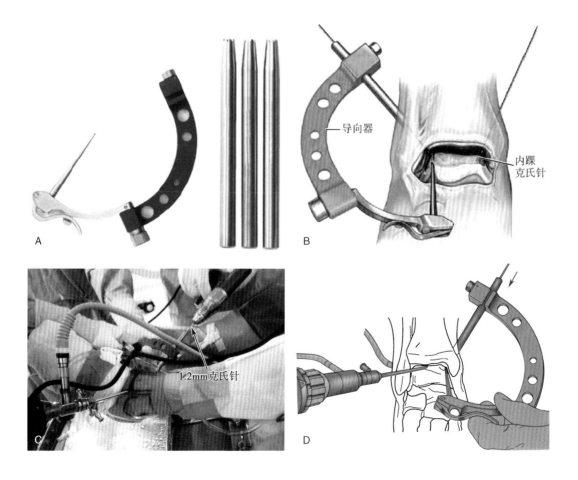

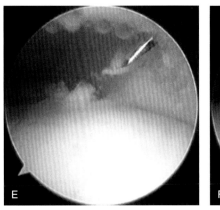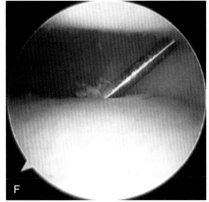

图 5-13　顺行钻孔术

A. 钻孔导向器；B. 经内踝／外踝钻孔示意图；C. 处理内后方软骨病损经内踝钻入克氏针；D. 顺行钻孔导向器及关节镜位置示意图；E. 导针经内踝钻入，可见导针周围的脂肪滴；F. 导针钻入距骨内侧病变部位。

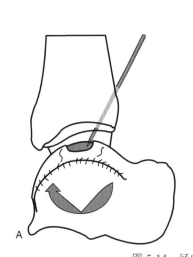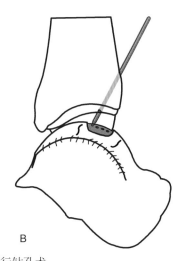

图 5-14　经内踝顺行钻孔术

A. 钻制初始骨孔后稍稍回撤克氏针；B. 配合踝关节合适位置，钻制后续骨孔。

**2. 逆行钻孔术**　相比顺行钻孔术在技术层面更具挑战性。在本章节，我们将结合一个距骨滑车内侧骨软骨损伤的病例来阐述其镜下技术的一些手术要点（图 5-15）。

【病例】

在需要施行逆行钻孔技术的病例中，术前的普通 X 线片很难确认病损部位，因此，需要结合术前的 MRI 检查来给予明确。

（1）评估病变的大小，深度，是否有合并损伤：首先，通过前方入路对软骨的状态、病损大小与深度进行评估，同时还要观察是否有其他合并损伤。一般情况下，X 线上无法显示的距骨软骨病变，其镜下的评级也多在 0 级和 Ⅰ 级之间（表 5-3）。

（2）使用导向器逆行钻孔：逆行钻孔术最适合治疗位于距骨滑车内后方的病变，但对于距骨滑车外后方的病变也可使用。应用传统切开手术方法处理距骨滑车内后方病变时，需要在内踝尖端前方做皮肤切口，显露三角韧带浅层前份，沿着纤维的行走将三角韧带分开，显露距骨内侧壁，在透视监视下确定正确的导针穿入部位（图 5-16）。

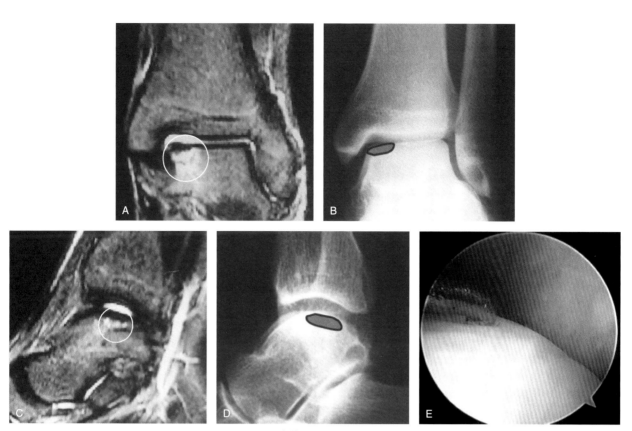

图 5-15　术前 MRI 和 X 线片对比

A、C. MRI 冠状位 / 矢状位（　示病变部位）；B、D. 踝关节 X- 线正侧位（◇示对应病变部位）；

E. 镜视下可见表面软骨软化，但完整。

表 5-3　改良 Pritsch 软骨损伤分级

| 分级 | 距骨软骨病变 |
| --- | --- |
| 0 级 | 软骨正常 |
| Ⅰ 级 | 软骨软化 / 起层 |
| Ⅱ 级 | 软骨变性毛糙 |
| Ⅲ 级 | 软骨片分层但在原位 |
| Ⅳ 级 | 软骨片分层，游离 |

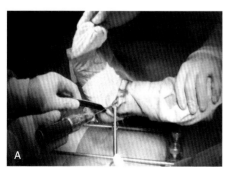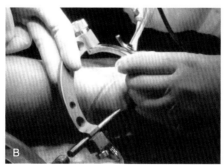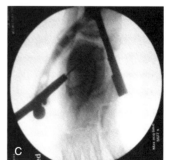

图 5-16　顺 / 逆行钻孔术

A. 逆行钻孔治疗距骨后内方软骨损伤（踝关节尽量背伸）；B. 经内踝顺行钻孔治疗距骨前内侧软骨损伤，

（踝关节尽量跖屈）；C. 逆行钻孔时，辅助透视对于导针准确到达病变部位非常重要。

当前,经过进一步完善设计的变向灵活的专用钻孔导向器可以帮助在关节镜辅助下,无须术中透视,通过经皮技术即可以对病变区进行准确定位并钻孔,从而大大提高了手术效率(图5-17)。

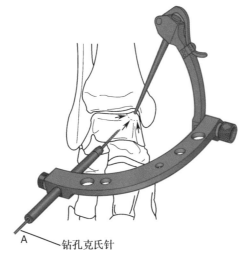

A ————钻孔克氏针

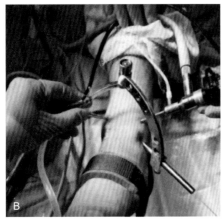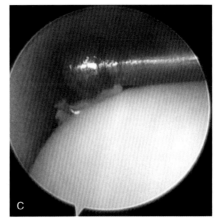

图 5-17　逆行钻孔术

A.钻孔导向器,箭头示距骨软骨内侧病变区;B.关节镜辅助下经皮钻孔;
C.镜下所见克氏针从导向器尖端准确钻出。

(3)导针钻入到病变部位的软骨下骨:使用导向套筒保护周围软组织以免钻入导针时卷入,透视监视下将导针(直径1.2~1.6 mm均可)钻至软骨下骨病变部位。

这一步骤的要点是,尽量将导针钻到病变软骨下骨的中心位置,对于在透视下可见的病损,即在透视辅助下完成此步骤,对于透视下病损部位确认困难的,则使用关节镜直视探查病损部位,镜视下保证导针的准确钻入(图5-18)。

(4)使用空心钻钻至病变部位的软骨下骨:在将导针钻到软骨下骨病损的正确位置后,再沿导针套入空心钻(直径4.2mm),继续扩大钻孔至病变部位的软骨下骨。这一步骤操作需要注意的是,因为使用了大直径的空心钻,所以一定要避免钻入的深度过深,造成对表面尚完整的距骨软骨的医源性损伤(图5-19)。

微骨折术和(顺行/逆行)钻孔术均属于基于骨髓激发理论而衍生出来的手术技术,对距骨骨软骨损伤的治疗都有很强的临床实用性,方法简单,疗效确切。三种方法各有其不同的适用范围,对于软骨下骨损伤表浅的病例,微骨折术更为常用;软骨下骨损伤较严重、但表面软骨完整的病例,逆行钻孔术更为合适,而顺行钻孔术则对于出现软骨损伤的病例更有针对性。美中不足的是,对于偏后方的距骨骨软骨损伤病例,使用顺行钻孔术时,需要经内/外踝钻入克氏针,从而造成内外踝关节软骨的医源性损伤,需要引起注意。

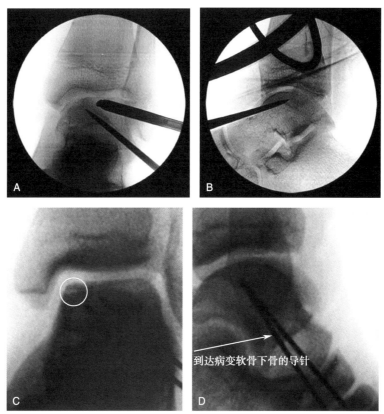

**图 5-18 将导针钻入正确位置的方法**
A、B. 骨软骨损伤透视下不易确认的病例,通过关节镜辅助完成导针的正确
钻入(A. 踝关节正位 B. 踝关节侧位);C、D. 骨软骨损伤透视下可确认的病
例,通过透视辅助钻入导针至病损部位(C. 踝关节正位 D. 踝关节侧位)。

图中标注: 到达病变软骨下骨的导针

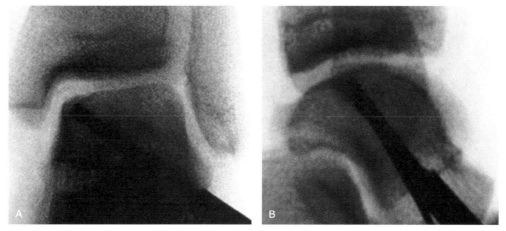

**图 5-19 使用空心钻扩大钻孔至病变软骨下骨部位(以钻头到达距离软骨表面 5mm 左右为宜)**
A. 踝关节正位像;B. 踝关节侧位像。

如前所述,基于骨髓激发理论而衍生出来的微骨折术和钻孔术,虽然具有创伤小、操作相对简单和手术效果确实的优点,但对于骨软骨缺损范围较大( > 150mm² ),或者病变已经处于出现明显软骨下骨囊肿阶段的病例,上述两种方法的效果并不理想。这种情况下,由于病损区域软骨下骨的骨髓间充质干细胞缺乏多样性,故而无法获得足够组织再生来充填缺损。

因此,对于这类病损面积大,或出现软骨下骨囊肿的病例,需要"升级"治疗方法。"马赛克"骨软骨柱移植术及逆行性自体松质骨移植术是其中具有代表性的两种治疗选择。

距骨病损的"马赛克"骨软骨柱移植术对于位于距骨内外侧的骨软骨损伤的治疗均实用,一般需要从膝关节的非负重区获取可供移植使用的骨软骨柱。但对于位于内踝的病损,需要通过内踝部位的切口对内踝进行截骨以显露内侧的距骨病损处,经过对病损区的适当处理,置入膝关节供区的骨软骨柱、并复位内踝的截骨块,最后使用1~2枚中空螺钉固定。而对于位于距骨外侧的骨软骨病损,由于相较内踝,外踝腓骨位置更偏向后方,所以通过截骨来暴露病变并非必须。

"马赛克"骨软骨柱移植术的效果确实,临床应用也比较广泛,缺点是对于内侧距骨病变需要行内踝截骨,创伤较大,并有一定的并发症,由于此方法是非关节镜下操作技术,因此不作为本书的介绍重点(图5-20)。

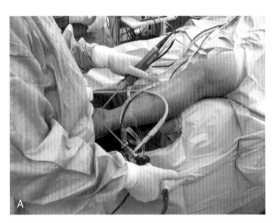

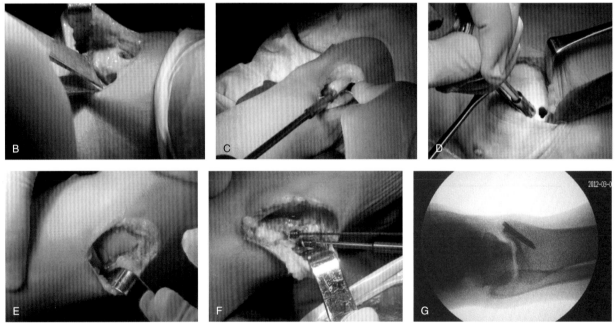

图5-20　A. 先通过关节镜进一步确认病损范围、位置和损伤分级;B. 内踝截骨;C. 打磨距骨软骨下骨床;D. 膝关节外髁非负重区获取移植用骨软骨柱;E. 骨软骨柱移植后;F. 沿克氏针拧入空心松质骨螺钉;G. 术后踝关节X线片(正位)。

### (三)逆行性自体髂骨松质骨柱移植术

逆行性自体松质骨柱一般从髂骨采取,再经由关节外将松质骨柱植入到病变部位。由于髂骨的松质骨血运丰富,理论上可以提供丰富的间充质干细胞,从而既可达到充填软骨下骨的大缺损也为日后进一步重建软骨下骨强度提供了更大的可能性。同时,逆行性自体松质骨柱移植,是一个基于关节镜的镜下手术,因此与"马赛克"骨软骨柱移植术这一开放手术相比,具有创伤更小、术后并发症更少的优点,这也是微创手术技术所"天然"具有的优点。

逆行性自体松质骨柱移植术镜视下要点

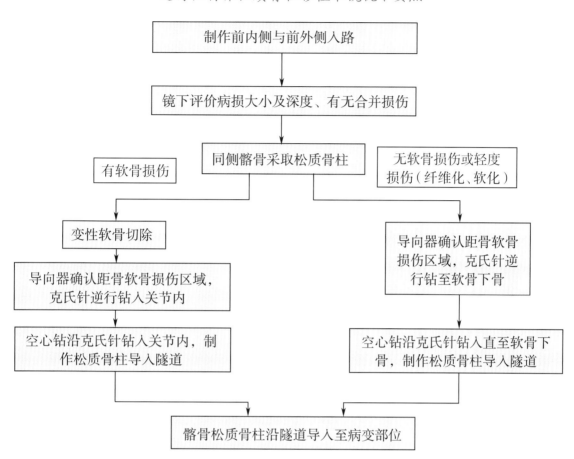

【病例】

男性,29 岁,右踝关节距骨滑车骨软骨损伤(图 5-21)。

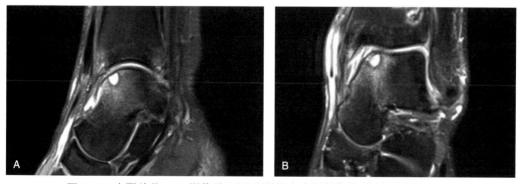

图 5-21　右踝关节 MRI 影像学,可见距骨滑车内侧低信号,软骨下骨囊肿形成
A. 踝关节矢状位 MRI;B. 踝关节冠状位 MRI T2 加权像。

**1. 镜视下评估病变程度**　通过踝关节前内和前外入路,镜视下评估软骨的状态、病变的大小以及深度。另外,评估是否有合并损伤(图 5-22)。

**2. 从患者同侧髂骨采取自体松质骨柱**　在髂前上棘上后方约 2cm 做一 4cm 皮肤切口,逐层进入,骨膜下剥离显露髂嵴,使用"马赛克"自体骨软骨移植专用 6.5mm 取骨器获取松质骨柱,骨柱的标准直径为 6.5mm,长度 20mm。根据距骨缺损部位大小,可一次性采取 1~2 枚松质骨柱(图 5-23)。

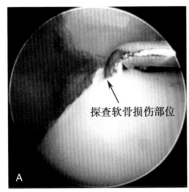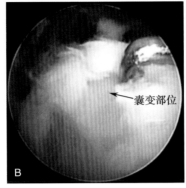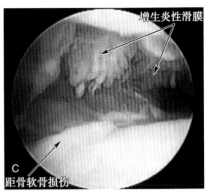

图 5-22　镜视下探钩探查软骨及软骨下骨病损
A. 内侧软骨损伤；B. 确认囊变；C. 伴发的关节内滑膜炎症。

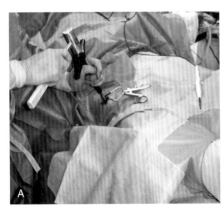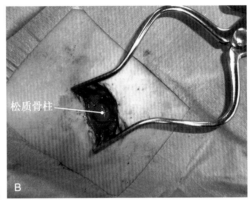

图 5-23　患者同侧髂骨采取自体松质骨柱
A. 显露髂骨，使用专用取骨套筒；B. 取出前的松质骨柱。

　　这一部分操作的过程，技术要点、步骤和前节提及的逆行钻孔术基本相同。要认真清除损伤及不稳定的软骨，通过关节镜或透视辅助准确钻孔至病变部位，使用 6.5mm 专用空心钻扩大钻孔、建立骨隧道，然后利用植骨棒把从髂骨采取的松质骨柱缓慢敲击进入隧道，直到镜视下见到松质骨柱的前端到达关节内隧道内口（图 5-24）。

　　逆行性自体髂骨松质骨柱移植术与"马赛克"骨软骨柱移植术相比所具有的另外一个优点是：利用这一方法还可以对位于胫距关节胫骨"穹顶"处的软骨损伤进行植骨处理，而这一部位的骨软骨损伤，是传统的"马赛克"方法治疗中的"盲点"（图 5-25）。

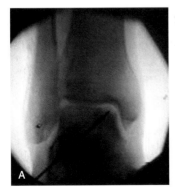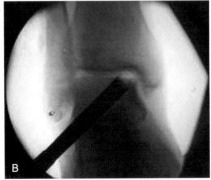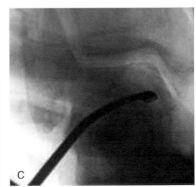

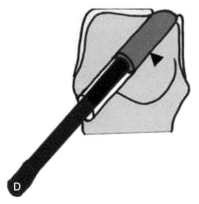
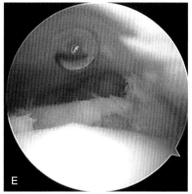
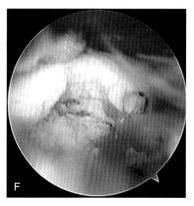

图 5-24 髂骨松质骨柱植入

A. 钻入定位导针;B. 6.5mm 空心钻建立骨隧道;C. 刮匙刮除距骨软骨下骨囊肿内壁;D. 利用植骨棒将松质骨柱缓慢
敲击进入隧道,直到先端与骨隧道内口平齐(◀示髂骨松质骨柱);E. 镜下松质骨柱植入前;F. 松质骨柱植入后。

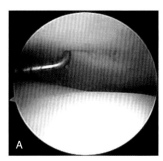
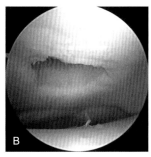
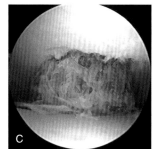
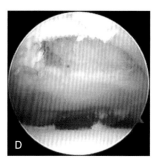

图 5-25 胫骨侧"穹顶"骨软骨损伤

A. 镜下探查骨软骨损伤部位;B. 变性软骨切除、软骨下骨隧道钻制完成后;
C. 髂骨松质骨柱置入;D. 松质骨骨柱调整位置后。

## (四)术后康复

顺行 / 逆行钻孔术、逆行自体髂骨松质骨柱移植术的术后康复方案和微骨折术后的康复方案基本一致,遵循个体化的康复原则,根据每个患者的具体病情适当调整即可。

# 三、结语

踝关节距骨骨软骨损伤在踝关节镜的临床工作中是一类常见疾病。它的临床症状没有特异性,正确诊断的得出非常依赖踝关节的影像学检查。踝关节正侧位 X 线片、CT 和 MRI 都具有价值。在治疗方法的选择上,要遵循一定的原则,虽然各种方法都有众多良好效果的报道,但最佳效果的取得则依赖于临床医师对本疾病的确切了解,和对哪种治疗方法适合哪种程度病损的正确选择,以及执刀医师对所涉及的各种关键技术的熟练掌握程度。

## 参考文献

[1] MCGAHAN P J, Pinney S J. Current concept review: osteochondral lesions of the talus [J]. Foot Ankle Int, 2010, 31 (1): 90-101.

[2] LAFFENETRE O. Osteochondral lesions of the talus: Current concept [J]. Orthop Traumatol Surg Res, 2010, 96 (5): 554-566.

[3] VAN DIJK C N, REILINGH M L, ZENGERINK M, et al. Osteochondral defects in the ankle: why painful [J]. Knee Surg

Sports Traumatol Arthrosc, 2010, 18 (5): 570-578.

［4］ HANNON C P, MURAWSKI C D, FANSA A M, et al. Microfracture for osteochondral lesions of the talus: a systematic review of reporting of outcome data [J]. Am J Sports Med, 2013, 41 (3): 689-695.

［5］ SAXENA A, EAKIN C. Articular talar injuries in athletes: results of microfracture and autogenous bone graft [J]. Am J Sports Med, 2007, 35 (10): 1680-1687.

［6］ WATERMAN B R, BELMONT P J JR, CAMERON K L, et al. Epidemiology of ankle sprain at the United States Military Academy [J]. Am J Sports Med, 2010, 38 (4): 797-803.

［7］ BERNDT AL, HARTY M. Transchondral fractures (osteochondritis dissecans) of the talus [J]. J Bone Joint Surg Am, 1959, 41-A: 988-1020.

［8］ FERKEL R D, Flannigan B D, Elkins B S. Magnetic resonance imaging of the foot and ankle: correlation of normal anatomy with pathologic conditions [J]. Foot Ankle, 1991, 11 (5): 289-305.

［9］ MINTZ DN, TASHJIAN G S, CONNELL D A, et al. Osteochondral lesions of the talus: a new magnetic resonance grading system with arthroscopic correlation [J]. Arthroscopy, 2003, 19 (4): 353-359.

［10］ PRITSCH M, HOROSHOVSKI H, FARINE I. Arthroscopic treatment of osteochondral lesions of the talus [J]. J Bone Joint Surg Am, 1986, 68 (6): 862-865.

［11］ BECHER C, THERMANN H. Results of microfracture in the treatment of articular cartilage defects of the talus [J]. Foot Ankle Int, 2005, 26 (8): 583-589.

［12］ GOBBI A, FRANCISCO R A, LUBOWITZ J H, et al. Osteochondral lesions of the talus: randomized controlled trial comparing chondroplasty, microfracture, and osteochondral autograft transplantation [J]. Arthroscopy, 2006, 22 (10): 1085-1092.

［13］ TAKAO M, Uchio Y, Kakimaru H, et al. Arthroscopic drilling with debridement of remaining cartilage for osteochondral lesions of the talar dome in unstable ankles [J]. Am J Sports Med, 2004, 32 (2): 332-336.

［14］ TAKAO M, OCHI M, NAITO K, et al. Arthroscopic drilling for chondral, subchondral, and combined chondral-subchondral lesions of the talar dome [J]. Arthroscopy, 2003, 19 (5): 524-530.

［15］ CHOI W J, Lee J W, Han S H, et al. Chronic lateral ankle instability: the effect of intra-articular lesions on clinical outcome [J]. Am J Sports Med, 2008, 36 (11): 2167-2172.

［16］ GIANNINI S, BUDA R, FALDINI C, et al. Surgical treatment of osteochondral lesions of the talus in young active patients [J]. J Bone Joint Surg Am, 2005, 87 (Suppl 2): 28-41.

［17］ TOL J L, Struijs P A, Bossuyt P M, et al. Treatment strategies in osteochondral defects of the talar dome: a systematic review [J]. Foot Ankle Int, 2000, 21 (2): 119-126.

［18］ ASSENMACHER J A, KELIKIAN A S, GOTTLOB C, et al. Arthroscopically assisted autologous osteochondral transplantation for osteochondral lesions of the talar dome: an MRI and clinical follow-up study [J]. Foot Ankle Int, 2001, 22 (7): 544-551.

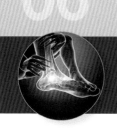

# 第六章 踝关节骨性关节病

## 一、概要

踝关节虽然是负重关节,但其骨性关节病的发病率低于膝关节和髋关节,占各关节骨性关节病发病率的 1% 左右。导致踝关节骨性关节病发生的原因多变,关节的老化退行性变、负重过多和外伤是其中最为常见的致病因素。

基于踝关节 X 线平片对踝关节骨性关节病病变程度分型的方法很多,Takakura 等的方法将踝关节骨性关节病分为四期(图 6-1)。一般来说,对于处于 Ⅰ、Ⅱ 期的病例,多首先考虑采用药物、支具、物理治疗等保守治疗方法;对于处于 Ⅳ 期的病例,踝关节融合、人工踝关节置换术是标准选择,而关节镜则对处于 Ⅲa、Ⅲb 期的踝关节骨关节病是最佳的治疗手段(图 6-2)。但依笔者的实际临床经验,关节镜对处于从 Ⅰ 期到 Ⅳ 期的病例都可以发挥治疗作用。

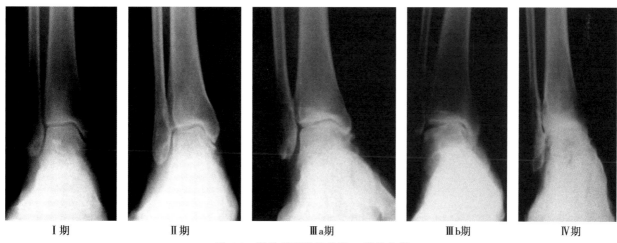

| Ⅰ期 | Ⅱ期 | Ⅲa期 | Ⅲb期 | Ⅳ期 |

图 6-1 踝关节骨性关节病 X 线片分期

Ⅰ 期:无关节间隙狭窄,有轻度早期硬化 / 骨赘形成;Ⅱ 期:关节间隙轻度狭窄;Ⅲa 期:局限于内踝部位的关节间隙消失及软骨下骨接触;Ⅲb 期:关节间隙消失扩展到距骨穹顶,伴有软骨下骨硬化;Ⅳ 期:全关节的关节间隙消失,完全骨接触。

通常,对于 Ⅰ、Ⅱ 期的踝关节骨性关节病的病例,如果保守治疗效果不佳的,很多都存在踝关节的诸如创伤性滑膜炎等软组织撞击、轻度软骨退变等情况(图 6-3),这时候如果及时采用关节镜治疗,可望取得很好的效果;Ⅳ 期病例原则上是关节镜治疗的禁忌证,但在笔者的病例中,关节镜治疗这种重度骨性关节病并非完全无效,尤其对于年龄相对较轻、渴望保留踝关节结构和功能的,踝关节镜下治疗仍然值得考虑。但在笔者的踝关节镜病例中,曾经有 3 例明确反馈术后效果不佳的,均是踝关节骨性关节病 Ⅳ 期的病人。因此,对于踝关节重度骨性关节病的病人,如果决定采用关节镜治疗,则术前一定要和患者充分交流,坦陈利弊,采取慎之又慎的态度,以避免如果万一术后效果不佳,可能带来的麻烦和纠纷。

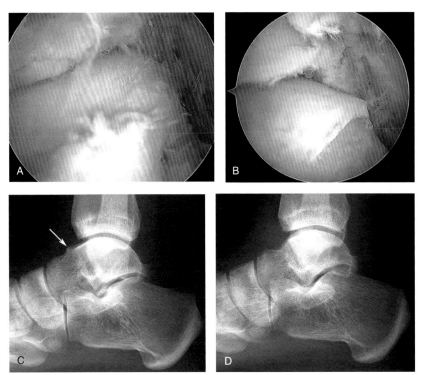

图 6-2　Ⅲa 期踝关节骨性关节病
A. 距骨颈处的 CAM(凸轮)型增生;B. 距骨颈成型后;C. 术前踝关节侧位片,箭头示
距骨颈处 CAM 型增生;D. 术后踝关节侧位片。

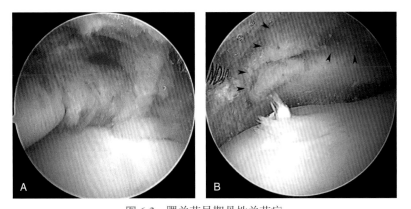

图 6-3　踝关节早期骨性关节病
A. Ⅰ期踝关节骨性关节病,镜视下可见炎性滑膜增生、撞击;B. Ⅱ期踝关节骨性
关节病,镜视下可见胫骨前缘轻度增生,距骨软骨损伤,箭头示胫骨前缘周围炎性滑膜。

## 二、不同类型踝关节骨性关节病

和其他关节一样,踝关节的骨性关节病同样以关节软骨的退变、病损为初始及典型特征;和其他关节不一样的是,踝关节具有有别于诸如髋、膝等下肢大关节的特征性内外翻功能。与此相对应的,其以内翻表现为主、外翻表现为主或外伤源性为主表现的骨性关节病,其镜视下则分别呈现出各自不同的特点,治疗方法也需要有各自不同的考量和侧重。

## (一)"内翻"型踝关节骨性关节病

所谓"内翻"性踝关节骨性关节病,其病变及相应症状,如疼痛、肿胀多发生在踝关节内侧。对于距骨内翻较轻的病例,在踝关节X线正位片上内踝—距骨关节间隙及内侧胫距关节间隙基本正常;随着骨性关节病程度加重,X线片上可以见到内侧胫距关节面变窄、软骨下骨硬化,但关节面的平行关系尚在;进一步严重的病例,则病变不再局限于内侧胫距关节面,而是整个关节间隙几近消失,距骨明显内翻倾斜(图6-4)。

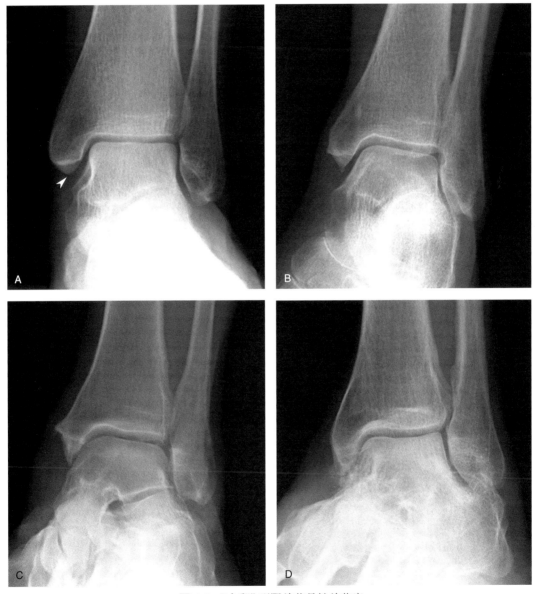

图6-4 "内翻"型踝关节骨性关节病
A.正常踝关节,箭头示内踝无增生;B.内踝出现增生;C.内侧关节间隙出现狭窄;D.内侧重度增生狭窄、硬化。

关节镜下典型的"内翻"型病变,包括距骨内侧软骨不光滑、变薄、皲裂,严重的可以见到软骨完全消失,软骨下骨大片裸露,与距骨病变部位相对应的胫骨关节面也会出现类似的变化。由于软骨损伤的程度不同,在踝关节X线正位片上,可以观察到内踝胫距关节面变窄、内侧胫距关节面软骨下骨的增生硬化直至整个关节间隙的消失等各个阶段的病理变化。内翻型踝关节的骨性关节病多为原发病变(图6-5~图6-7)。

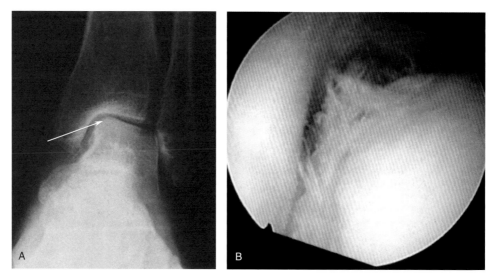

图 6-5　轻度"内翻"性踝关节骨性关节病
A. 术前 X 线正位片,箭头示胫距关节内侧轻度狭窄;
B. 镜视下所见距骨内侧关节软骨纤维化、毛糙,其余软骨正常。

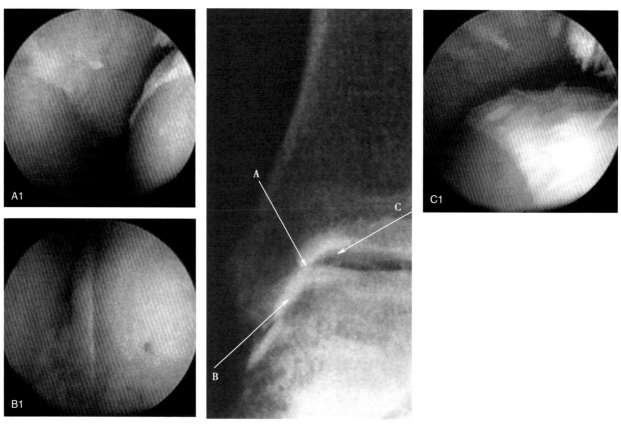

图 6-6　中度"内翻"型踝关节骨性关节病

X 线正位片可见内侧胫距关节面基本消失,胫距关节面平行关系尚在。A1. 本图对应踝关节 X 线片"A"部分胫距内侧关节面镜下;B1. 本图对应踝关节 X 线片"B"部分内踝 - 距骨关节面镜下;C1. 本图对应踝关节 X 线片"C"部分距骨滑车内侧关节面镜下。

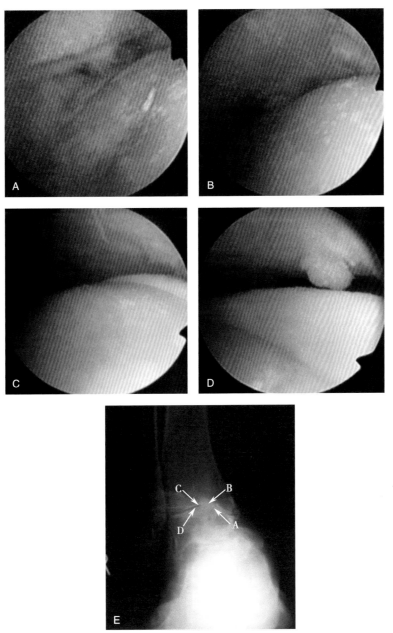

图 6-7　重度"内翻"型踝关节骨性关节病

A. 内踝 - 距骨关节面镜下;B. 内侧胫距关节面镜下;C. 距骨滑车内侧镜下;D. 距骨滑车穹隆镜下;
E. X 线正位片可见内侧胫距关节面消失,软骨下骨象牙样硬化,距骨明显内翻倾斜。

## (二)"外翻"型踝关节骨性关节病

相比较"内翻"型踝关节骨性关节病,"外翻"型的病变较少,在胫后肌腱功能不全并伴有外翻性扁平足的患者中多见。也有的是由于胫骨发育性内翻、导致距骨代偿性处于外翻位,这样的病例多伴有内侧三角韧带松弛导致的关节不稳。由于胫骨的关节面内翻,外翻位的距骨在和内踝关节面接触点、距骨外侧穹隆 - 胫骨接触点两处形成应力集中,因此,"外翻"型的踝关节骨性关节病的关节软骨损伤面积较"内翻"型的更为广泛。这就要求手术医生对于"外翻"型病例进行更为全面的关节镜探查,尤其要避免对胫距关节的内踝部、外侧胫距关节面、外侧沟部位病变的遗漏(图 6-8、图 6-9)。

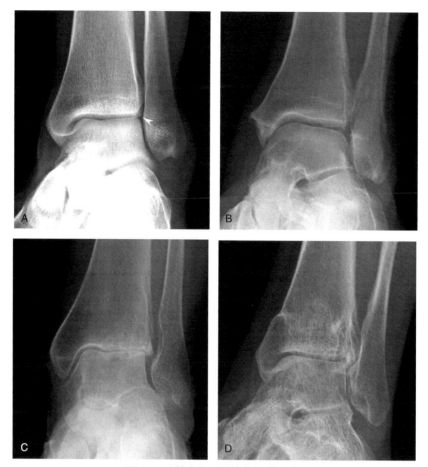

图 6-8　"外翻"型踝关节骨关节病
A. 正常踝关节,箭头示外踝无增生;B. 外踝处增生,对应内踝尖出现增生骨赘;
C. 外踝增生明显,软骨下骨硬化累及外侧胫距关节面;D. 外侧增生更加明显,软骨下骨囊变。

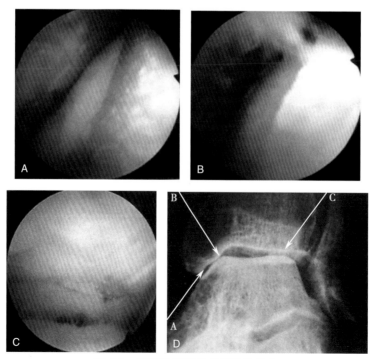

图 6-9　"外翻"型踝关节骨性关节病
A. 内踝关节面镜下;B. 内侧胫距关节面镜下;C. 外侧胫距关节面可见应力集中处软骨变性毛糙;D. X 线正位片。

## （三）创伤性踝关节骨性关节病

踝关节骨折、外伤是继发性踝关节骨性关节病最为常见的原因,踝关节骨折后,其发病率可高达14%~50%。踝关节骨折导致的直接软骨损伤、骨折复位不充分软骨面不平整、骨折畸形愈合,以及骨折伴发韧带损伤后的踝关节不稳都是踝关节骨性关节病发生的相关因素(图6-10)。

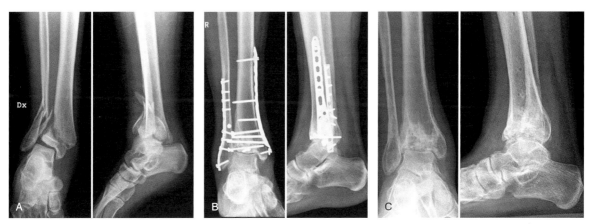

图6-10 踝关节创伤性骨性关节病

A.右踝关节三踝粉碎性骨折、伴移位;B.骨折切开复位内固定术后骨折愈合;C.术后两年,内固定物取出,踝关节表现明显的创伤性骨关节病。

创伤性踝关节骨性关节病软骨的损伤可能更为明显和多样、滑膜增生非常常见。和原发性踝关节的骨性关节病不同,这种继发于创伤的关节病,关节囊挛缩、关节纤维性强直,关节内骨赘形成及关节内游离体出现的概率均明显增高,踝关节功能受损程度更重(图6-11)。

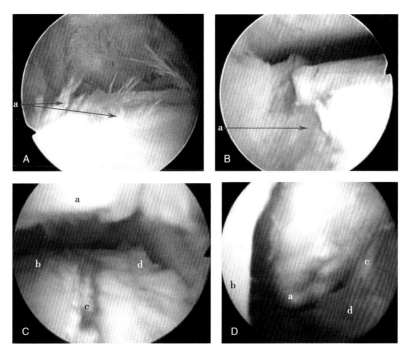

图6-11 创伤性踝关节骨性关节病镜视下

A.箭头示距骨滑车软骨退变毛糙(距骨骨折);B.箭头示内踝骨折后距骨相应关节面软骨剥脱缺失;C.距骨骨折后胫距关节镜视下:a:胫骨前缘增生;b:距骨滑车软骨退变;c:距骨滑车"车辙"样缺损;d:距骨滑车软骨凹凸不平;D.距腓前韧带损伤后踝关节骨性关节病:a:外踝尖端;b:距骨;c:损伤后腓骨侧止点向外上方移位粘连的距腓前韧带;d:外踝尖端前方炎性增生滑膜。

## 三、关节镜下踝关节融合(固定)术

踝关节骨性关节病的关节镜视下处理技术,和其他类型的踝关节关节炎具有共性,这里,将集中介绍踝关节终末期关节病的一种常见处理方法——踝关节融合术。

对于终末期踝关节骨性关节病,踝关节融合术及踝关节置换术是"金标准"(图 6-12、图 6-13),同踝关节置换术一样,传统的踝关节融合术也属于开放手术,在本章节,我们将详细阐述踝关节镜辅助下踝关节融合术的技术要点。

### (一) 镜视下踝关节融合术的优点

通过踝关节镜辅助进行踝关节融合术的技术已经成熟(图 6-14),当然前提依然是术者具备了熟练的踝关节镜下技术。与传统的切开手术相比,踝关节镜辅助融合技术创伤小,由于术中不使用止血带,对胫距关节面硬化骨的打磨程度更容易判断,所以术后的关节融合率非常高(96%),术后患者疼痛程度大大降低、并发症少、恢复更快,因而具有更高的患者满意度。

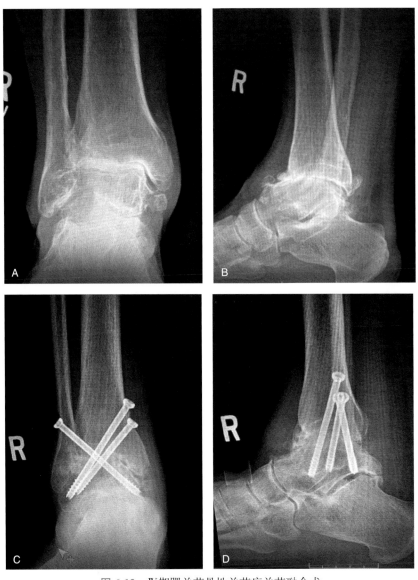

**图 6-12 Ⅳ期踝关节骨性关节病关节融合术**
A. 术前正位 X 线片;B. 术前侧位 X 线片;C. 融合术后正位 X 线片;D. 融合术后侧位 X 线片。

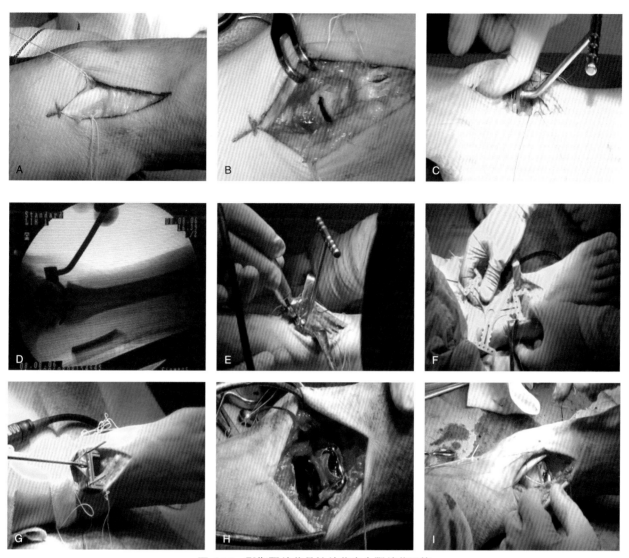

图 6-13　Ⅳ期踝关节骨性关节病全踝关节置换
A. 踝前正中切口;B. 显露关节;C. 置入截骨板;D. 术中透视;E. 术中截骨;F. 截骨后测量大小;G. 测量力线及平衡;
H. 安装距骨侧假体;I. 安装胫骨侧假体。

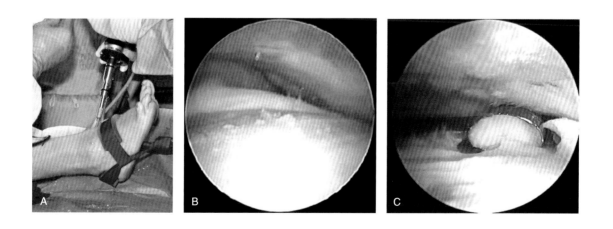

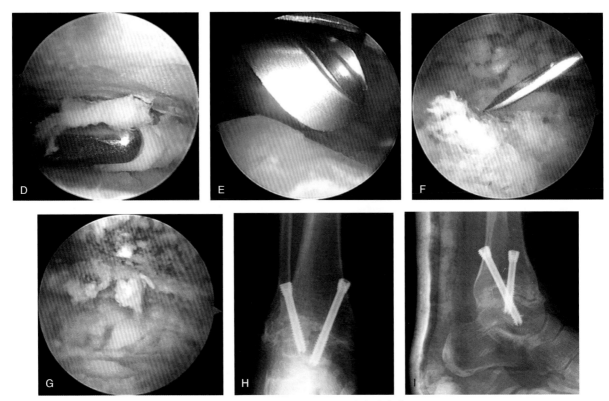

图 6-14　踝关节镜辅助下踝关节融合术

A. 术中应用牵引;B. 观察踝关节间软骨情况;C. 使用刮匙刮除关节面残余软骨;D. 取出游离软骨碎片;E. 动力磨钻打磨硬化软骨下骨;F. 在松质骨床微骨折钻孔;G. 松质骨面均匀渗血;H. 融合术后踝关节正位片;I. 融合术后踝关节侧位片。

　　镜视下踝关节融合适用于发展期与终末期早期(阶段 Ⅲ b 与Ⅳ期)病例,而对于骨性关节病特别重度、关节畸形严重的病例,融合术由于存在对关节力线矫正能力有限的不足,所以不宜采用。

关节镜辅助下踝关节融合术镜视下要点

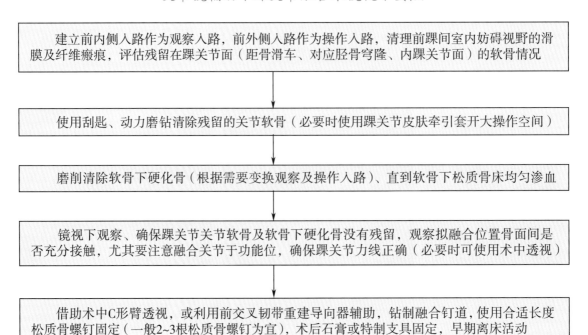

建立前内侧入路作为观察入路,前外侧入路作为操作入路,清理前踝间室内妨碍视野的滑膜及纤维瘢痕,评估残留在踝关节面(距骨滑车、对应胫骨穹隆、内踝关节面)的软骨情况

使用刮匙、动力磨钻清除残留的关节软骨(必要时使用踝关节皮肤牵引套开大操作空间)

磨削清除软骨下硬化骨(根据需要变换观察及操作入路)、直到软骨下松质骨床均匀渗血

镜视下观察、确保踝关节关节软骨及软骨下硬化骨没有残留,观察拟融合位置骨面间是否充分接触,尤其要注意融合关节于功能位,确保踝关节力线正确(必要时可使用术中透视)

借助术中C形臂透视,或利用前交叉韧带重建导向器辅助,钻制融合钉道,使用合适长度松质骨螺钉固定(一般2~3根松质骨螺钉为宜),术后石膏或特制支具固定,早期离床活动

## （二）镜视下踝关节融合术步骤

**1. 术前准备**　关节镜下踝关节融合术需要采用全身麻醉或腰硬联合麻醉,患者取仰卧位,笔者在术中依然不使用止血带,但是为了慎重起见,会常规在消毒铺单前在大腿根部预先捆绑固定止血带。术中的踝关节软组织牵引亦非必须,有的严重踝关节骨性关节病的病例,其踝周韧带反而更为松弛,术中关节间隙可以提供足够宽敞的操作空间。如果术中需要牵引,可以使用预先消毒好的足部牵引套,也可以使用无菌绷带缠绕牵引即可(详见第二章"足部牵引"相关内容)。

**2. 体表标识及入路建立**　采用常规的踝前内及前外侧入路(详见第二章"踝关节镜入路与观察"相关内容),在前内侧入路入口刺入 20ml 注射器针头,注入 20~40ml 含肾上腺素生理盐水,这时会看到踝关节外侧关节线水平的皮肤微微隆起,这常常是建立外侧入路的部位。

需要注意的是,踝关节严重骨性关节病的患者,其前方关节囊多有破坏,因此在从前内侧入路注入肾上腺素盐水时,如果注射量超过 40ml 依然没有感到任何注射抵抗感,则要停止注射,避免肾上腺素盐水外渗至关节囊外,导致肾上腺素液被吸收入血导致血压的快速升高,在笔者的临床实践中曾出现过一例类似情况。

此外,重度踝关节骨性关节病多在胫骨下端前缘形成广基的巨大骨刺(图 6-15),使得踝关节伸屈明显受限,关节间隙辨认不清,遇到这种情况,必要时可以通过术中透视帮助确认关节线水平,此时入路的制作要较踝关节镜平时使用的入路低数毫米,如此会更有利于术中的镜下观察和工具操作。

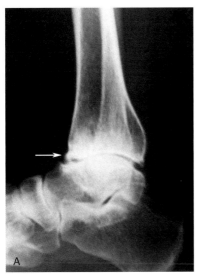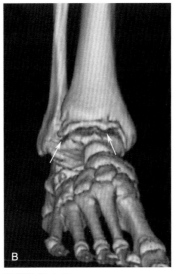

图 6-15　广基型骨赘影像学表现
A. 术前侧位踝关节 X 线片,箭头示胫骨前缘增生骨赘;B.3-DCT 则清楚看到此骨赘的广基性(箭头示骨赘)

**3. 镜视下关节内评估**　镜视下对关节内的情况进行全面的观察评估,包括可能的软组织撞击、增生的骨赘、胫距各个关节面间残留软骨的状态等。在这些需要依赖融合术来解决问题的重度踝关节骨性关节病病例中,几乎都能够在镜下观察到软骨的大面积磨损消失、软骨下骨裸露硬化(图 6-16)。

**4. 残留软骨的去除**　对胫距关节各个关节面之间残留软骨的充分去除至关重要,残留软骨如果清除不彻底,会对术后融合效果造成负面影响。需要注意的是,残留软骨的清除不仅限于距骨滑车,也包括胫骨穹隆。清除残留软骨时最常使用的工具是踝关节镜下的专用刮匙,其中勺式刮匙主要用于面积较小的软骨刮除,环式刮匙则在大面积的软骨刮除时更为有效(图 6-17)。

此外,踝关节融合的接触面主要是胫 - 距关节的负重面及内踝 - 距骨关节面,而与外踝 - 距骨关节面及距骨滑车的最前方与后方的关系不大,如果位于上述部位的软骨清除困难,则不必勉强清除,以免无谓延长手术时间或造成副损伤(图 6-18)。

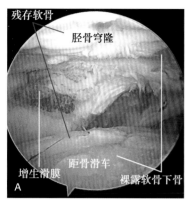
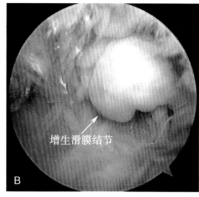
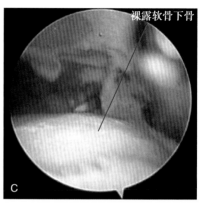

图 6-16　镜视下观察

A. 重度踝关节骨性关节病的典型镜像；B. 增生的滑膜结节；C. 对"内翻"性病例，距骨软骨下骨的
裸露硬化多位于内侧前方，要予以注意。

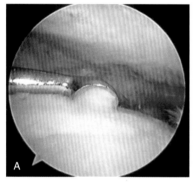
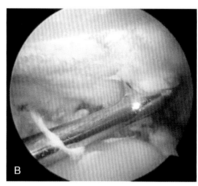
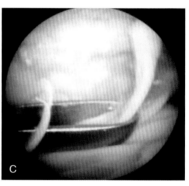

图 6-17　残留软骨的刮除

A. 使用勺式刮匙刮除距骨滑车残留软骨；B. 使用勺式刮匙刮除胫骨穹隆残留软骨；C. 使用环式刮匙处理
面积较大的残留软骨。

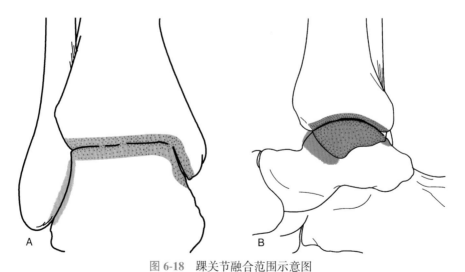

图 6-18　踝关节融合范围示意图

胫 - 距关节负重区及内踝 - 距骨关节面(蓝色)为融合主要接触面，外踝 - 距骨关节面、
距骨滑车最前份及最后份(褐色)关节软骨不必勉强刮除。

**5. 软骨下硬化骨的磨除**　软骨下硬化骨的充分磨除非常重要，动力磨钻是完成这部分工作必备的工具。这一步骤操作的要点是，在残留的关节软骨刮除后，显露出来的软骨下骨质地较软，因此只要给予有限的打磨就可以很容易去除,并出现渗血面,渗血也比较丰富;而原来就已经没有软骨残留的软骨下骨则多有硬化,血运差,因此对这一部分进行磨除时,核心处理是彻底磨除硬化的软骨下骨,才有可能有渗血面的出现,故而对这两种状态的软骨下骨的打磨要区别对待。

同时要注意的是,使用动力磨钻磨除软骨下皮质骨板时,不要过多去除骨板下的松质骨,尤其不要求将距骨滑车磨削至完全平坦,只要磨削到大致和胫骨穹隆关节面匹配即可。这是因为,一方面只要软骨下皮质骨板磨除充分,松质骨接触面的愈合率会非常高;二来如果将距骨滑车磨削到平坦状态,势必造成软骨下松质骨磨除过多,从而带来在胫-距关节面间出现接触不充分的风险,反而会给术后的愈合带来不利影响(图 6-19)。

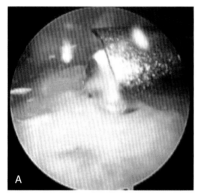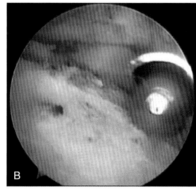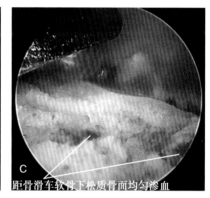

距骨滑车软骨下松质骨面均匀渗血

图 6-19　距骨滑车部分软骨下骨磨除
A. 球形磨钻头较柱形磨钻头打磨更容易,效果更佳;B. 打磨要均匀,尽量保留松质骨;
C. 打磨至松质骨面均匀渗血即可,不要过多去除松质骨。

**6. 螺钉固定,关节融合**　关节融合时,要将踝关节处于中立位,即足背伸/跖屈中间位、踝内翻/外翻中间位及轻度外旋位。

维持足于上述位置,在 C 形臂透视下拧入 2~3 枚空心松质骨加压螺钉。如果使用两枚螺钉,一枚应该从内踝中间偏近端 1cm 左右,指向距骨外侧突方向拧入,另一枚则位于内踝偏后方、偏近端 5mm 左右,指向距骨头颈部方向拧入。如果使用 3 枚中空加压松质骨螺钉,则其中两枚指向距骨外侧突方向拧入。

目前,笔者通过镜视下使用前交叉韧带重建定位器辅助定位方法拧入螺钉,可以更好地提升螺钉固定位置的准确性,也提高了关节镜的利用率并减少了术中使用 C 形臂透视的次数(图 6-20)。

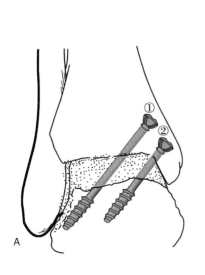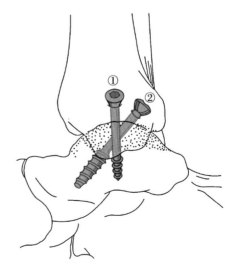

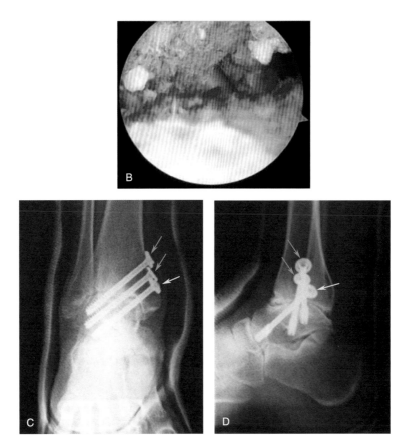

图 6-20　踝关节空心加压螺钉固定融合

A. 两枚螺钉固定示意图：①：指向距骨外侧突方向螺钉；②：指向距骨头颈部螺钉；B. 关节镜下可见拧入的螺钉；
C、D. 3 枚螺钉融合关节术后正侧位，两枚指向距骨外侧突的螺钉（蓝色箭头），一枚指向距骨头颈部的螺钉（黄色箭头）。

【病例一】（图 6-21）

左踝关节骨性关节病（Ⅲb 期）。

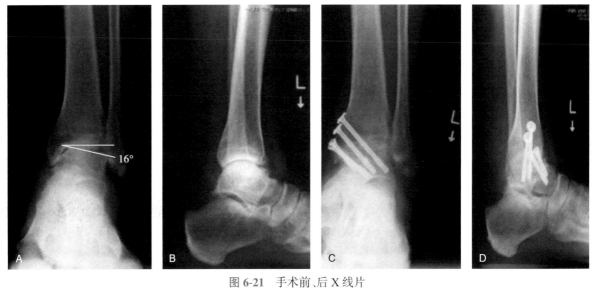

图 6-21　手术前、后 X 线片

A、B. 手术前负重位踝关节正、侧位 X 线片，可见踝关节内翻 16°；C、D. 术后 X 线片可见力线得到矫正，关节融合良好。

【病例二】（图 6-22）

右踝关节骨性关节病（Ⅳ期）。

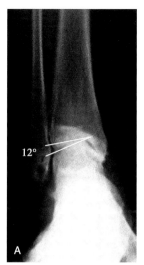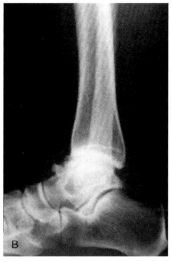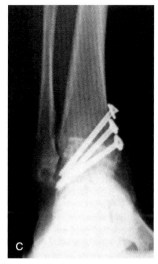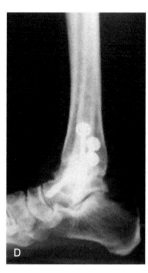

图 6-22 手术前、后 X 线片

A、B. 手术前负重位踝关节正、侧位 X 线片,可见踝关节内翻 12°,关节间隙基本消失,侧位片可见胫骨、距骨颈部明显骨赘增生、撞击;C、D. 术后 X 线片可见力线得到基本矫正,关节融合良好。

## 四、术后康复

术后使用短腿石膏类支具固定踝关节 4~5 周,术后 2 周后允许患者扶拐患足部分负重,至术后 5 周拆除石膏,并拍摄踝关节正侧位 X 线片,如果融合顺利,踝关节没有明显疼痛和肿胀,则可以更换软性护具,允许尝试患足在全负荷状态下练习行走,软性护具佩戴至少 3 个月(图 6-23)。

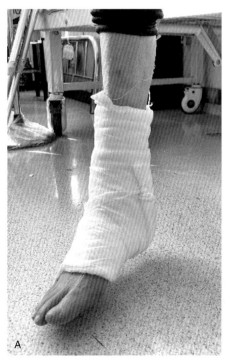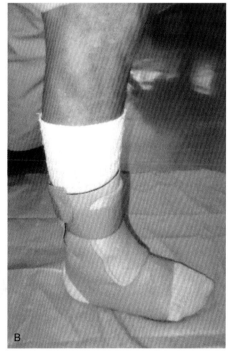

图 6-23 术后踝关节康复护具

A. 术后即开始使用的短腿石膏护具;B. 开始尝试完全负重时所用的踝关节软性护具。

## 五、结语

总的来说,关节镜辅助下的踝关节融合(固定)术具有非常明显的优势,其微创化所带来的术后疼痛轻微、切口部位皮肤的美观(图6-24),镜下处理踝关节内各种病变的精准、全面所带来的高愈合率和更早的功能恢复,都极大地提升了手术效果和患者的满意度。

关节镜辅助下的踝关节融合术,空心加压松质骨螺钉是最常使用的固定方法,一般2~3枚螺钉均可。至于选择是通过内踝一侧拧入螺钉、抑或通过内外踝交叉拧入螺钉则并不拘泥,甚至对螺钉置入的角度也没有一个严格要求。因为通过关节镜辅助,我们可以对融合各关节面的软骨下骨有一个非常充分的处理,因此只要固定基本到位即可以获得一个很好的融合结果。

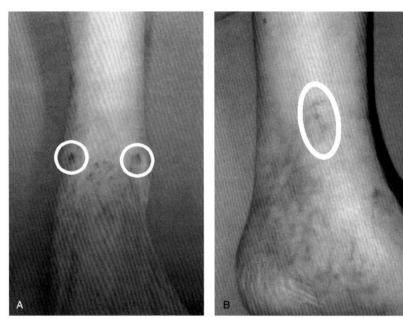

**图6-24　关节镜辅助下踝关节融合术后切口**
A. ○示前内侧及前外侧关节镜入路皮肤切口;B. ○示空心加压螺钉拧入皮肤切口。

但也应该看到,这一方法也并非"万能",对于踝关节畸形过于严重、预期术中矫正力线存在困难的病例,要有关节镜辅助融合之外的备选方法,这样如果术中遇到意外情况,则可以随时改变为常规的切开手术,以保证手术的顺利完成。

### 参考文献

［1］TAKAKURA Y, TANAKA Y, KUMAI T, et al. Low tibial osteotomy for osteoarthritis of the ankle. Results of a new operation in 18 patients [J]. J Bone Joint Surg (Br), 1995, 77 (1): 50-54.

［2］TANAKA Y, TAKAKURA Y, HAYASHI K, et al. Low tibial osteotomy for varus-type osteoarthritis of the ankle [J]. J Bone Joint Surg (Br), 2006, 88 (7): 909-913.

［3］MOON J S, SHIM J C, SUH J S, et al. Radiographic predictability of cartilage damage in medial ankle osteoarthritis [J]. Clin Orthop Relat Res, 2010, 468 (8): 2188-2197.

［4］KIJOWSKI R, BLANKENBAKER D, STANTON P, et al. Arthroscopic validation of radiographic grading scales of osteoarthritis of the tibiofemoral joint [J]. AJR Am J Roentgenol, 2006, 187 (3): 794-799.

［5］PAGENSTERT G I, HINTERMANN B, BARG A, et al. Realignment surgery as alternative treatment of varus and valgus ankle osteoarthritis [J]. Clin Orthop Relat Res, 2007, 462: 156-168.

［6］ VAN DIJK C N, VERHAGEN R A, TOL J L. Arthroscopy for problems after ankle fracture [J]. J Bone Joint Surg Br, 1997, 79 (2): 280-284.

［7］ KELLGREN J H, LAWRENCE J S. Radiological assessment of osteoarthrosis [J]. Ann Rheum Dis, 1957, 16 (4): 494-502.

［8］ STUFKENS S A, KNUPP M, HORISBERGER M, et al. Cartilage lesions and the development of osteoarthritis after internal fixation of ankle fracture [J]. J Bone Joint Surg Am, 2010, 92 (2): 279-286.

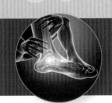

# 第七章　跖筋膜炎及跟骨骨赘

## 一、概要

引发"足跟部"疼痛的原因很多(图7-1),跖筋膜炎及跖腱膜跟骨附着部增生而出现的跟骨骨赘(俗称骨刺),则是导致足跟足底部疼痛的最常见原因。

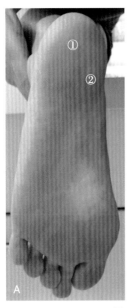
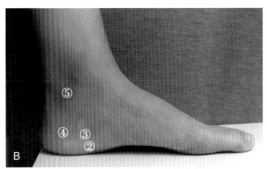

图 7-1 "足跟部"疼痛的常见原因

A. 左足底;B. 左足内侧。①:足跟脂肪垫炎;②:跖筋膜炎;③:Baxter 神经卡压
(Baxter 神经是足底外侧神经的第一个分支);④跟骨应力性骨折;⑤:跗管综合征。

跖筋膜炎,其疼痛和压痛的部位多位于足跟足底内侧,相当于跖腱膜在跟骨内侧突起始的位置(图7-2)。该病在长跑运动员、长时间站立及肥胖人群中多见,扁平足、足内翻畸形以及踝关节背屈受限则是该病发生的密切相关因素。

跖筋膜炎(plantar fasciitis)也称足底筋膜炎。一般认为,跖筋膜炎不是炎症引起,而是由于足底软组织变性导致的。Lemont 等学者曾经对 50 例跖筋膜炎患者进行了跖腱膜组织学研究,证实了这个结论,确认所有的病例都是由于跖腱膜黏液变性、微小断裂、胶原纤维坏死所引起。即该疾患是由于跖腱膜附着部位因反复细小外力而发生的变性所导致的。

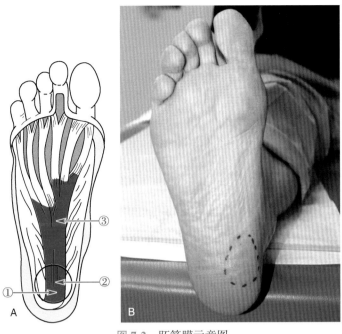

图 7-2　跖筋膜示意图

A：跖腱膜解剖；①：跟骨内侧突起点；②：疼痛好发部位；③：跖腱膜
向足远端走行分成 5 束；B.跖筋膜炎足底疼痛好发部位偏足跟内侧。

　　80% 左右的跖筋膜炎病例可以通过保守治疗方法得到治愈。各种保守治疗措施包括制动、局部热敷、按摩、局部激素封闭注射、夜间的限制性夹板以及体外超声波，直至中国的传统中医方法"小针刀"。但是，到目前为止，有一定循证医学证据支持其有效性的只有跖腱膜的拉伸练习法（图 7-3）。

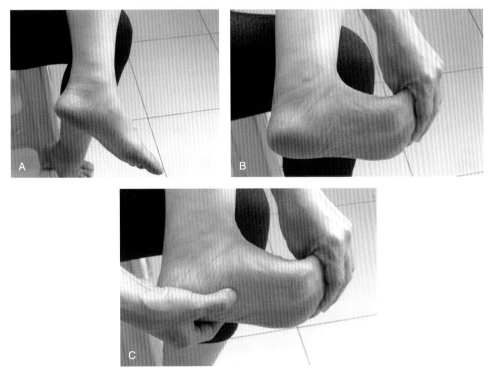

图 7-3　跖腱膜拉伸练习法

A.患者"4"字盘腿，患足在上；B.用手抓握足趾，施力背伸；C.感觉到跖腱膜的张力。

　　手术治疗跖筋膜炎主要是针对保守治疗 6 个月以上效果不佳的病人。手术的目的是对跖腱膜近跟骨附着点处的挛缩变性筋膜及瘢痕给予切除。跖腱膜的切除范围不宜过大,有报告显示如切除范围超过脚底筋膜附着部的 40%,则会有引起术后足部变形的可能,所以推荐局部切除范围应控制在附着部 40% 以内的部分。

采用传统切开手术进行跖腱膜局部切除,要留下大约 5cm 的皮肤切口,创伤较大,尤其对于专业运动员来说,切开手术会延长术后恢复时间,给早期康复训练带来困难。近些年伴随关节镜技术的日臻成熟,以及关节镜技术的关节外应用也已经积累了很多成功的经验,在关节镜下进行跖腱膜的有限切除已经逐渐成为主流。并且由于关节镜的微创特点,也使得术后运动员的早期康复成为可能。

根据关节镜及术中操作器械与跖腱膜(足底筋膜)的相对位置关系,跖筋膜炎的关节镜下切除手术方法分为两种:一种是将关节镜置于在跖腱膜底侧的筋膜下入路法(infra-fascial approach),另一类是将关节镜置于跖腱膜背侧的筋膜上入路法(supra-fascial approach)。筋膜下入路法由 Barrett 与 Day 于 1991 年最先提出,但实践中发现,该方法无法确保在筋膜下制作出足够的关节镜操作空间,因此难以保证对筋膜的全层给予充分恰当的解离,同时对切除位于筋膜背侧的附着点跟骨骨赘也存在困难。为了弥补筋膜下入路法的不足,Blanco 等于 2001 年提出了筋膜上入路法。采用这种手术方式,可以获得良好的镜下视野与更充分的操作空间,更容易对跖腱膜的全层给予切离,同时该方法对附着点跟骨骨赘的观察也更为清楚全面,切除更彻底。因此,该方法一经问世,就得到了迅速的普及,并且不断完善,已经成为目前关节镜下处理跖筋膜炎的主流方法。

跟骨骨赘(plantar calcaneal spur,PCS)几乎都发生在跟骨内侧突的部位,这也恰恰是跖腱膜的跟骨起点。对于跟骨骨赘是不是跖筋膜炎疼痛的协同原因之一还有争论。但有研究表明,跟骨骨赘增生在跖筋膜炎患者中的发生率约为 50%,但其在无症状人群中的发生率仅有 19%。有荟萃分析也证实,跖筋膜炎中的足跟部疼痛与跟骨骨赘之间存在着明显的相互关系。因此多数的观点认为,跟骨骨赘的形成是对跖腱膜跟骨附着部的反复应力性牵引的力学反应,即反应性的骨质异常增生,在对跖筋膜炎进行手术治疗时,需要将同时存在的跟骨骨赘一并切除(图 7-4)。

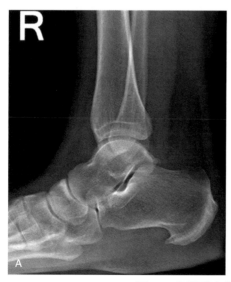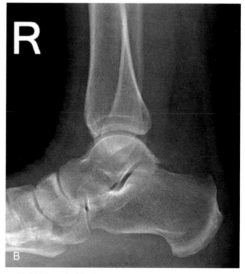

图 7-4 跖筋膜炎伴跟骨骨赘反应性增生
A. 关节镜术前;B. 关节镜术后。

需要注意的是,多数的临床医师都是依据跟骨的侧位 X 线片提供的影像来确认跟骨骨赘的存在与否,因此在脑海中形成了跟骨骨赘只是一个尖状的"刺"这样一个想当然的概念。而实际上,跟骨骨赘是一个增生的"峰"、是一个"面"而非一个"点"(图 7-5)。正所谓"横看成岭侧成峰",只有对跟骨骨赘的真正形态有一个真实的认识,才能保证在手术过程中能够将骨赘予以充分切除。

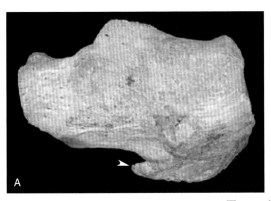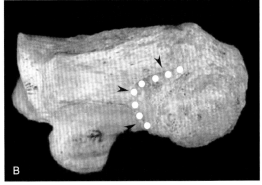

图 7-5 跟骨骨赘

A. 跟骨侧面观;B. 跟骨底面观。黑白燕尾箭头示跟骨骨赘;白点示跟骨骨赘轮廓。

## 二、关节镜视下手术要点

### (一) 重要术前准备

治疗跖筋膜炎的镜视下手术属于关节外手术,但和踝关节镜手术一样,患者取仰卧位,全身麻醉和腰硬联合麻醉最常采用。术前需要准备术中 C 形臂透视,因为想要正确制作足跟部关节镜内侧入路切口,需要通过 C 形臂在术中透视跟骨侧位像以确认入路位置。笔者一般使用 5ml 注射器针头进行定位,其正确位置应该位于跖腱膜跟骨止点前方 10mm、跖腱膜深面 5mm(图 7-6)。

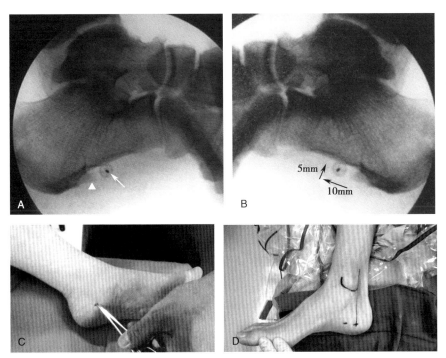

图 7-6 术前准备

A. 使用 5ml 注射器针头,C 形臂透视下确认内侧入路位置;白三角示跟骨骨赘;白箭头示注射器针头;
B. 内侧入路位于跟骨骨赘前方、跖腱膜深面;C. 内侧入路体表位置;D. 内侧入路体表位置的解剖标志。

通过术中透视辅助、准确建立内侧入路非常重要。因为从解剖学的角度,足底内侧入路恰好位于足底内侧神经与足底外侧神经第一分支之间,通过遵循上述原则建立内侧入路,可以最大限度避免对这两个神经支的损伤(图7-7)。另外,在使用关节镜对跖腱膜及跟骨骨赘进行切除时,其操作空间有限,因此清晰的镜视下视野将会对手术的顺利完成提供很大帮助,故而与踝关节内的手术不同,建议在本手术过程中使用止血带。

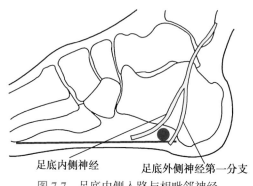

图 7-7　足底内侧入路与相毗邻神经
●示足底内侧入路位置。

### (二)手术基本设备与器械

尽管直径 2.7mm 的 30° 关节镜为踝关节镜的标准配置,但根据笔者的经验,4.0mm 的膝关节镜及与之配套的动力刨刀、离子刀可以提供更有效率的镜视下操作。同时,为了更好地避免对病变周围正常组织的损伤,建议使用"无齿"刨刀头,而具有50° 弯曲角度的离子刀头也会给术中有效操作带来更大的便利(图 7-8)。

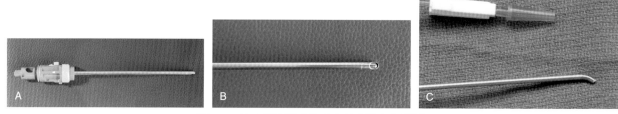

图 7-8　治疗跖筋膜炎的手术基本设备与器械
A. 无齿刨刀头;B. 无齿刨刀头局部;C. 50° 离子刀头。

### (三)镜视下技巧

**1. 入路建立**　依照前述要点,首先建立内侧入路。尖刀只切开浅层皮肤,再使用蚊式血管钳钝性分离皮下组织,由此可以更有效地避免对入路周围神经的损伤。此步骤操作的一个要点是,保证蚊式血管钳的尖端感知到跖腱膜的跟骨附着部或附着部的骨赘,在不熟练的起步阶段,可以借助术中透视完成这一操作。在蚊式血管钳尖端到达正确部位后,不要急于撤出蚊式钳,而是继续用蚊式血管钳在其周围进行钝性分离,制作出术中关节镜下所使用工具的操作空间,如此可以大大提高效率,从而为后续的操作创造出有利条件(图 7-9)。由于蚊式血管钳的长度有限,在实际临床工作中,笔者更多使用在肩髋关节镜中经常使用的交换棒或关节镜镜芯来完成这一步工作(图 7-10)。

外侧入路的建立,笔者多采用由内至外(inside-out)的方法。即在内侧入路建立完成后,使用交换棒通过内侧入路向外侧穿刺,通过交换棒在足跟外侧顶起的皮肤位置确定外侧入路的切口位置。在此位置使用尖刀切开皮肤约 5mm,将交换棒穿出,由此完成内外侧入路的建立(图 7-11)。

正确建立内外侧入路的要点是,从内侧入路插入的交换棒,要通过跖腱膜的背侧(上面)穿过。因此在穿刺交换棒的时候,首先要用交换棒顶到跟骨,然后沿着内侧跟骨下滑到跟骨的跖面,由此可以保证交换棒从跖腱膜的背侧穿过(图7-12)。

**2. 插入关节镜/刨刀(离子刀)**　笔者习惯于外侧入路插入关节镜,内侧入路插入操作工具(刨刀/离子刀)。有的时候想在镜视下顺利观察到从内侧入路插入的刨刀/离子刀并不容易,解决办法之一是,将刨刀抵住贯穿在内侧入路的关节镜(鞘),在将关节镜慢慢向外侧拔出的过程中,将刨刀随之引入到足底正确的位置。另外,实施镜视时,将关节镜手柄的操作盘面朝向患者身体上方,光导线接口朝向手术室上方(天棚),则可以获得一个标准的镜视下足底解剖关系,这也是保证整个手术顺利实施的一个要点(图7-13)。

**3. 制作工作区**　由于跖腱膜背侧没有天然的腔隙,因此在进行手术操作前必须预先制作出一个足够的手术操作空间。此时,对位于此空间内的趾短屈肌进行有限切除则不可避免,这是充分显露跖腱膜跟骨附着部及增生于此部位的跟骨骨赘的关键。

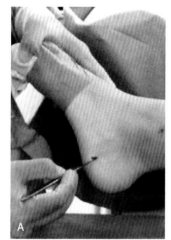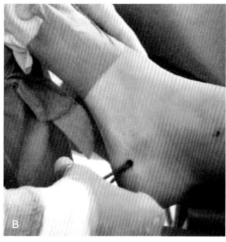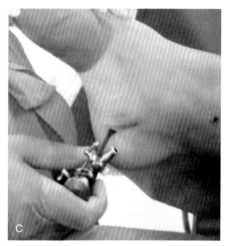

图 7-9　内侧入路建立

A.尖刀切开表层皮肤;B.蚊式血管钳(交换棒)钝性分离,制作操作空间;C.插入关节镜。

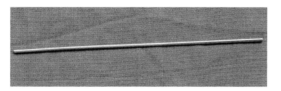

图 7-10　交换棒

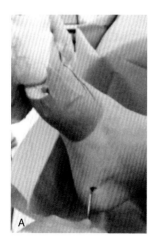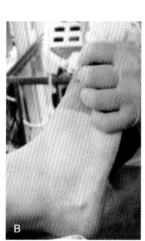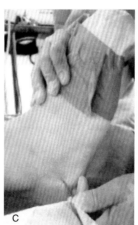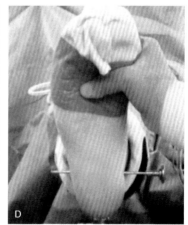

图 7-11　外侧入路建立

A.内侧入路插入关节镜镜芯;B.外侧看到镜芯穿出位置;C.外侧皮肤切口;D.内外侧入路足底观。

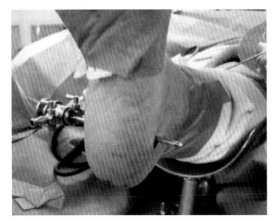

图 7-12　内外侧入路建立完成,插入关节镜鞘

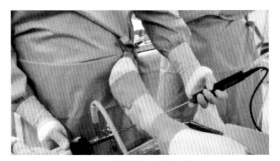

图 7-13　关节镜和刨刀的置入

虽然在制作操作空间时,难免对趾短屈肌造成损伤,但应力求将损伤控制在最小限度,因此避免解剖关系还没有完全辨认清楚时的盲目操作就非常重要。依笔者的经验,踝关节内及周围重要组织结构众多,这使得"看似容易"的踝关节镜,要想真正做好、做对、做熟反而存在很大的难度,正所谓"入门容易精通难"。因此要想有效避免对趾短屈肌的损伤,首先要保证镜视下辨认清楚、看确实该结构,再就是要保证进行清理切除的刨刀/离子刀始终位于镜视视野内,另外,更多地使用离子刀而不是刨刀来完成操作,也对减少无谓损伤有很大的帮助(图 7-14)。

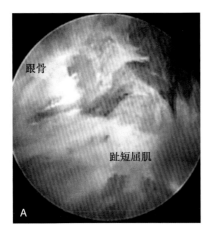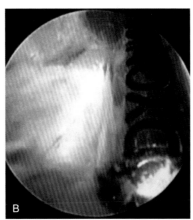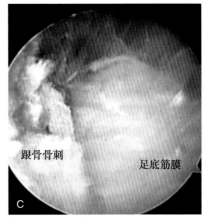

图 7-14　镜视下趾短屈肌剥切
A. 镜视下首先要清楚观察到趾短屈肌的跟骨附着部;B. 使用刨刀/离子刀尽量靠近附着部有限切除趾短屈肌;
C. 切除到可以清楚观察到骨赘和跖腱膜(足底筋膜)即止。

**4. 跟骨骨赘切除**　尽管也有跟骨骨赘与跖筋膜炎、足跟痛没有必然联系的散在报道,但更多的研究均支持二者之间的显著关联性。一来明显的跟骨骨赘增生会对跖腱膜形成反复的机械性刺激;二来,Kumai 等人的研究也证实,在跟骨骨赘和跖腱膜的软组织之间,存在着丰富的血管和神经末梢,这些软组织在与跟骨骨赘反复摩擦后的瘢痕化,即是导致足跟部疼痛的原因之一。

跟骨骨赘多位于趾短屈肌与𧿹短展肌的附着点,而跖腱膜的跟骨附着点位于其跖侧。首先使用离子刀对趾短屈肌和𧿹短展肌进行有限切离以充分显露跟骨骨赘,再换用磨钻仔细磨除骨赘,而位于其跖侧的跖腱膜附着点在镜视下出现,则表明磨除的宽度已经足够(图 7-15)。

**5. 跖腱膜部分切离**　一旦跟骨骨赘切除后,则跖腱膜的跟骨附着部就会充分显露出来。此时不要贸然对跖腱膜进行切除,首先通过内侧入路置入探钩来确认跖腱膜的内侧缘和外侧缘,一般情况下,跖腱膜的宽度在 3~4cm 左右。由于跖腱膜起源于跟骨的内侧突,跖腱膜的主要受力部分也更多地位于其内侧半,因此跖筋膜炎也多好发于此。从内侧入路置入离子刀,此时如果有特制的钩型离子刀最好,否则,50°的离子刀在这一步骤会比 90° 的离子刀头更有操作优势。

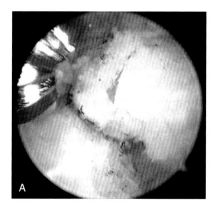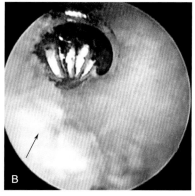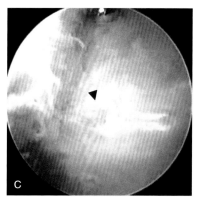

图 7-15 跟骨骨赘切除

A. 充分显露跟骨骨赘；B. 跟骨骨赘切除，箭头示部分切除的跟骨骨赘；C. 跟骨骨赘彻底切除后；◀示跖腱膜跟骨附着点。

用离子刀切离跖腱膜的内侧半，笔者一般会在用探钩确认了跖腱膜的宽度后，再用离子刀切离其内侧约 40% 的宽度则已经足够充分。在切离过程中，常常会发现纤维排列不整的变性组织，或无正常纤维结构的瘢痕，这些无功能的组织要使用篮钳彻底予以切除。切离过程中直到镜视下观察到位于跖腱膜表层的足底脂肪垫，则说明跖腱膜的切离已达全层，手术的目的已经达到(图 7-16)。

切离跖腱膜的操作需要注意的有以下几点：①不要切除的宽度过宽，所以在切离前使用探钩充分确认跖腱膜的内外侧界十分必要；②要保证充分将跖腱膜从跟骨附着部切离，如果其间残留连接纤维，则可能对术后效果造成影响；③因为离子刀从内侧入路插入，很容易造成对跖腱膜最内侧的附着部分切离不到，所谓"灯下黑"，所以在切离基本完成后，要重点探查最内侧部分的跖腱膜切离是否已经完全，避免遗漏。

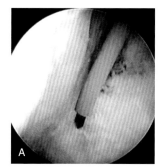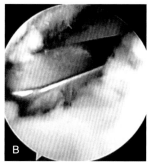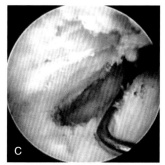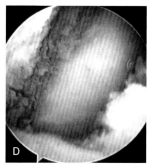

图 7-16 跖腱膜切离

A. 在跖腱膜的跟骨附着部，使用钩型离子刀切离跖腱膜内侧约 40% 宽度；B. 使用篮钳咬除变性及瘢痕组织；C. 保证切离部分与附着点之间没有剩余纤维；D. 镜视下看到跖腱膜浅面的脂肪垫，预示切除的深度已经足够。

## 三、结语

通过跖腱膜上入路(supra-fascial approach)操作，最大的优点是可以带来足够的操作空间和良好的镜视下视野，是一种可以充分对跟骨骨赘进行切除和跖腱膜进行解离的有效手术方式。其不足之处在于，手术过程中必须部分切除趾短屈肌，如何最大限度地降低对趾短屈肌的损伤，涉及足底解剖关系的辨认、足底关节镜技术的熟练程度、"合手"的专门镜下操作工具、良好的无血视野等方方面面的问题。此外，手术医师的经验也十分重要。总之，每一个手术环节的改进，都会对整体的效果产生微妙而实质的影响，并最终决定着手术的实际效果和成败。

## 参考文献

[ 1 ] LEMONT H, AMMIRATI K M, USEN N. Plantar Fasciitis A Degenerative Process (Fasciosis) Without Inflammation [J]. J Am Podiatr Med Assoc, 2003, 93: 234-237.

[ 2 ] BUCHBINDER R. Clinical practice. Plantar fasciitis [J]. N Engl J Med, 2004, 350 (21): 2159-2166.

[ 3 ] RIDDLE D L, PULISIC M, PIDCOE P, et al. Risk factors for Plantar fasciitis: a matched case-control study [J]. J Bone Joint Surg Am, 2003, 85 (5): 872-877.

[ 4 ] GILL L. Plantar fasciitis: diagnosis and conservative management [J]. J Am Acad Orthop Surg, 1997, 5 (2): 109-117.

[ 5 ] FUREY J G. Plantar fasciitis. The painful heel syndrome [J]. J Bone Joint Surg Am, 1975, 57 (5): 672-673.

[ 6 ] CHEUNG J T, AN K N, ZHANG M. Consequences of partial and total plantar fascia release: A finite element study [J]. Foot Ankle Int, 2006, 27 (2): 125-132.

[ 7 ] 刘玉杰. 关节镜下射频气化治疗注射型臀肌挛缩症的初步报告 [J]. 中华骨科杂志 : 2003, 23 (4): 375-377.

[ 8 ] 刘玉杰. 关节镜监视下射频气化腘窝囊肿摘除术 [J]. 中华外科杂志 , 2004, 42 (4): 224-226.

[ 9 ] LEACH R E, DIIORIO E, HARNEY R A. Pathologic hindfoot conditions in the athlete [J]. Clin Orthop: 1983, 177: 116-121.

[ 10 ] SNIDER M P, CLANCY W G, MCBEATH A A. Plantar fascia release for chronic plantar fasciitis in runners [J]. Am J Sports Med, 1983, 11 (4): 215-219.

[ 11 ] GILL L H, KIEBZAK G M. Outcome of nonsurgical treatment for plantar fasciitis [J]. Foot Ankle Int, 1996, 17 (9): 527-532.

[ 12 ] POWELL M, POST W R, KEENER J, et al. Effective treatment of chronic plantar fasciitis with dorsiflexion night splints: a crossover prospective randomized outcome study [J]. Foot Ankle Int, 1998, 19 (1): 10-18.

[ 13 ] WOLGIN M, COOK C, GRAHAM C, et al. Conservative treatment of plantar heel pain: long-term follow-up [J]. Foot Ankle Int, 1994, 15 (3): 97-102.

[ 14 ] BARRETT SL, DAY S V. Endoscopic plantar fasciotomy for chronic plantar fasciitis/heel spur syndrome: surgical technique-early clinical results [J]. J Foot Surg, 1991, 30 (6): 568-570.

[ 15 ] BLANCO CE, LEON H O, GUTHRIE T B. Endoscopic treatment of calcaneal spur syndrome: A comprehensive technique [J]. Arthroscopy, 2001, 17 (5): 517-522.

[ 16 ] MILLER L E, LATT D L. Chronic Plantar Fasciitis is Mediated by Local Hemodynamics: Implications for Emerging Therapies [J]. N Am J Med Sci, 2015, 7 (1): 1-5.

[ 17 ] DIGIOVANNI B F, NAWOCZENSKI D A, LINTAL M E, et al. Tissue-specific plantar fasciastretching exercise enhances outcomes in patients with chronic heel pain. A prospective, randomized study [J]. J Bone Joint Surg Am, 2003, 85 (7): 1270-1277.

[ 18 ] WILLIAMS P L, SMIBERT J G, COX R, et al. Imaging study of the painful heel syndrome [J]. Foot Ankle, 1987,(7): 345-349.

[ 19 ] KUMAI T, BENJAMIN M. Heel spur formation and the subcalcaneal enthesis of the plantar fascia [J]. J Rheumatol: 2002, 29 (9): 1957-1964.

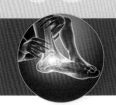

# 第八章　跟骨骨囊肿

## 一、概要

单纯性骨囊肿是骨科领域常见疾病,典型的骨囊肿骨髓囊腔内有黄褐色浆液潴留。此病好发年龄为学龄期儿童,好发部位为肱骨和股骨等长骨的干骺端,发生于跟骨的骨囊肿较为罕见,多为单室性囊肿。

约60%的跟骨骨囊肿会表现出足跟的闷痛或钝痛、但无症状的病例也不在少数,只是在偶然的检查中被发现。与发生在长骨的骨囊肿相比,跟骨骨囊肿病理性骨折的危险性非常少见(图8-1)。

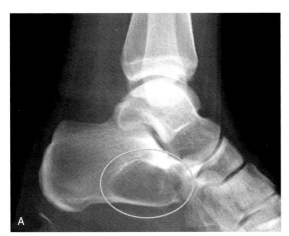

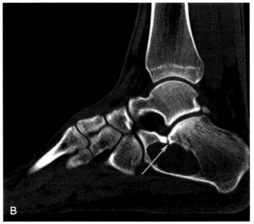

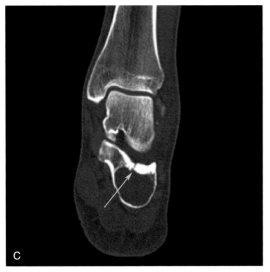

图 8-1　跟骨骨囊肿
A.跟骨侧位像,可见边界清晰的低密度透亮区,黄色圈示病灶;B.跟骨矢状位 CT;C.跟骨冠状位 CT 可见跟骨骨囊肿;黄箭头示囊肿壁病理性骨折。

由于大多数跟骨骨囊肿的症状相对温和,因此对于本疾病的治疗方法依然存在争论。但主流的意见是,对于持续性疼痛而导致日常生活活动受限、已经发生或很可能后续会出现病理性骨折的病例,都要积极采取手术干预。而在职业运动员或高运动爱好的人群,手术的介入则需要更早地列入治疗选择。

传统的对于骨囊肿的治疗方法也均有应用于跟骨骨囊肿的报道。这些方法包括类固醇激素的囊腔内注射、单纯钻孔减压、切开直视下囊壁刮除植骨等,但上述方法有的证实对跟骨骨囊肿效果不佳,有的则由于创伤较大,而导致术后的康复期较长。

利用关节镜技术在直视下清除囊肿内的病变组织,再植入液体磷酸钙或同种异体骨颗粒/骨条,具有创伤小恢复快、可提供早期术后康复所必要的初始局部强度等优点,术后效果确实,已经为越来越多的运动医学医生所采用。

## 二、镜视下手术要点

跟骨骨囊肿镜视下手术要点

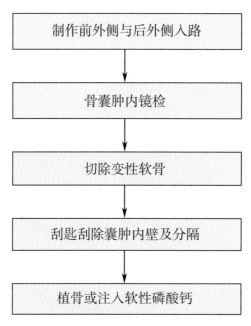

制作前外侧与后外侧入路

↓

骨囊肿内镜检

↓

切除变性软骨

↓

刮匙刮除囊肿内壁及分隔

↓

植骨或注入软性磷酸钙

【病例】
男性,27 岁,右跟骨骨囊肿(图 8-2)。

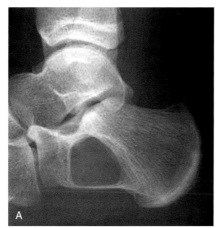
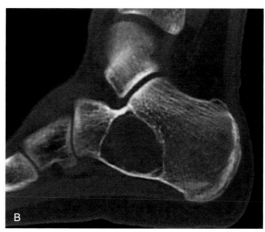

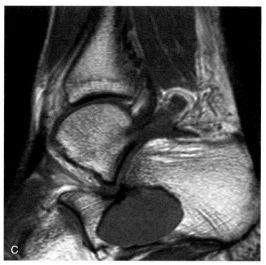

图 8-2　跟骨骨囊肿病例影像学检查

A. 右侧跟骨侧位 X 线片；B. 矢状位 CT 扫描，可见跟骨骨囊肿，囊肿壁轻度硬化，菲薄；

C. 跟骨 MRI 矢状位 T1 加权像，可见单室骨囊肿，邻近跗骨窦。

## （一）麻醉及手术体位

同踝关节的其他关节镜手术一样，可以在腰硬联合麻醉或全麻下完成手术。术中采用侧卧体位会给手术操作、包括关节镜、器械操作及术中植骨带来很大便利。由于在刮除骨囊肿内壁等操作过程中骨壁会不断地渗血，可能对镜视下术野带来干扰，因此必要时术中可以考虑使用止血带。但另一方面，在清理囊壁的硬化带时，渗血的创面又意味着硬化骨已经充分清理，是囊肿内壁刮除已经到位的标志，因此，是否使用止血带还是要根据术者的习惯和手术熟练程度而定。同时，借助术前的 C 形臂透视，提前在体表皮肤标注囊肿的位置，也会给手术带来便利，另外一种方法则是在术中透视确定囊肿位置，通过定位针头来帮助建立入路（图 8-3）。

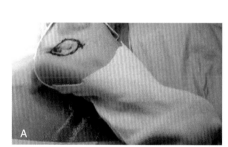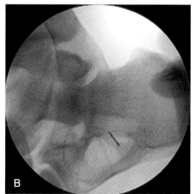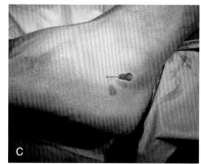

图 8-3　术中采用侧卧体位，借助 C 形臂透视，确认囊肿所在位置

A. 术前透视，体表标识；B. 术中透视，定位针确认囊肿及入路切口；C. 外观照。

## （二）建立前外侧及后外侧入路

前外侧及后外侧入路正确位置的确认，要在 C 形臂透视下完成，即前外侧入路位于囊肿的前缘，后外侧入路位于囊肿的后缘，并在体表予以标记。笔者一般先建立后外侧入路，首先向囊肿内穿入导针，做 5mm 左右皮肤切口，蚊式血管钳钝性分离皮下软组织直到跟骨，再利用 4.5mm 空心钻沿导针在囊肿外骨壁上钻孔到达骨囊肿的囊腔内，同法再建立前内侧入路（图 8-4）。

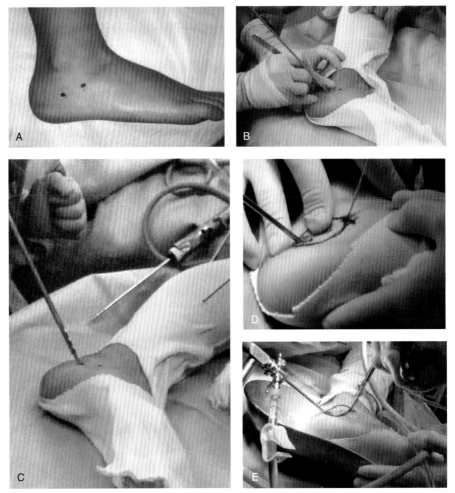

图 8-4　前外侧及后外侧入路建立

A. 确认囊肿壁前后缘, 体表标识; B. 后外侧入路建立. 置入导针, 做皮肤切口; C. 4.5mm 钻孔
沿导针钻入囊腔内; D. 同法建立前外侧入路; E. 插入关节镜及操作器械。

## （三）骨囊肿内镜检及内容物清除

笔者习惯先以后外侧入路作为观察入路, 但根据术中需要观察入路和操作入路可以随时更换。镜视下要对囊内情况给予充分观察。囊液被引流后, 多可以在囊腔内观察到纤维结缔组织的隔膜和硬化的囊壁, 先使用刨刀清除隔膜, 然后使用刮匙刮除囊壁的硬化带和粘连在囊壁上的残留纤维结缔组织, 直到囊肿内壁广泛渗血, 健康骨组织显露 (图 8-5)。

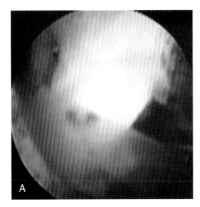
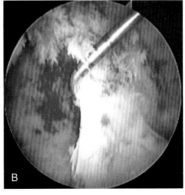
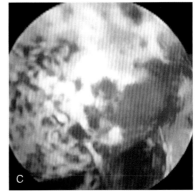

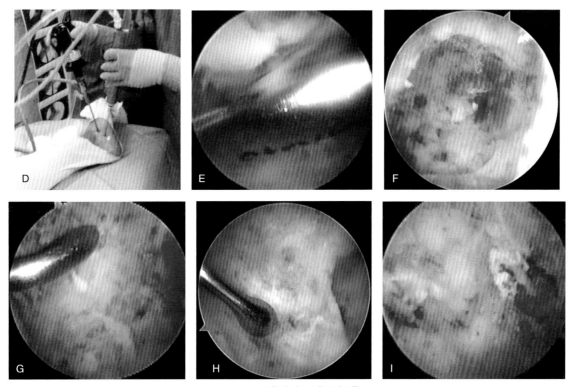

图 8-5　骨囊肿内观察及操作

A. 囊肿内淡褐色囊液；B. 纤维隔膜；C. 硬化囊壁；D. 交换入路操作；E. 刨刀切除囊肿内隔膜；F. 隔膜切除后；
G、H. 使用不同角度刮匙刮除囊壁的硬化骨和残留结缔组织薄膜；I. 刮匙刮除病变组织后渗血的健康骨组织。

在这一部分操作中需要注意的是，有的病例囊肿壁非常菲薄，所以在刮除的过程中一定要特别注意，避免过度的囊壁刮除造成医源性骨折的发生，因此建议术前常规要对跟骨进行 CT 检查来评估囊壁的情况。

### （四）囊腔内植骨或软性磷酸钙充填

在骨囊肿囊腔内处理完成后，根据各自医院的条件，可以对囊腔进行同种异体颗粒骨或人工软性磷酸钙充填以增强局部强度。采用异体颗粒骨而不是骨条具有充填更为确实的优点，但缺点是对于囊腔较大的病例，异体颗粒骨的用量会较大，费用高，因此采用软性磷酸钙充填是一个不错的选择。但如同脊柱椎体骨折椎体成形术的骨水泥充填一样，软性磷酸钙在充填过程中如果充填过量，也存在囊腔外渗漏的可能，这可能会成为导致局部软组织无菌性炎症和刀口延迟愈合的原因，因此需要尽量避免（图 8-6）。

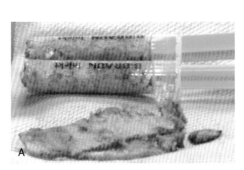

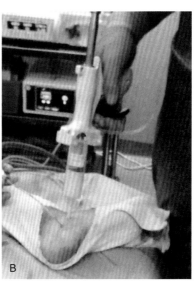

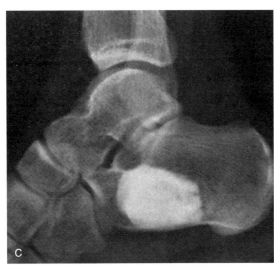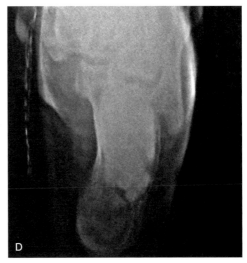

图 8-6　骨囊肿充填

A.同种异体颗粒骨；B.软性磷酸钙灌注；C.术后跟骨侧位像；D.术后跟骨轴位像,可见骨囊肿得到良好充填。

## 三、结语

根据笔者的经验,对于绝大多数的跟骨骨囊肿,通过以上两个入路可以充分完成对囊肿内病变组织的刮除和清理,但因为 4.5mm 钻头开窗直径的限制,器械操作的自由度会受到限制,因此术中准备各种不同弯曲度的小刮匙就十分必要。对于巨大的骨囊肿病例,可能存在器械无法到达的"死角",这时可以根据具体情况扩大骨壁窗口,或者增加一个骨窗以期顺利完成手术过程。再就是切忌过大力度地刮除囊肿内壁,要做到"心中有数,手下留情",以免造成医源性囊肿壁骨折。

## 参考文献

［1］POGODA P, PRIEMEL M, LINHART W, et al. Clinical relevance of calcaneal bone cysts: a study of 50 cysts in 47 patients [J]. Clin Orthop Relat Res, 2004,(424): 202-210.

［2］SMITH R W, SMITH C F. Solitary unicameral bone cyst of the calcaneus. A review of twenty cases [J]. J Bone Joint Surg Am, 1974, 56 (1): 49-56.

［3］WILKINS R M. Unicameral bone cysts [J]. J Am Acad Orthop Surg, 2000, 8 (4): 217-224.

［4］POLAT O, SAGLIK Y, ADIGUZE H E, et al. Our clinical experience on calcaneal bone cysts: 36 cysts in 33 patients [J]. Arch Orthop Trauma Surg, 2009, 129 (11): 1489-1494.

［5］CSIZY M, BUCKLEY R E, FENNELL C. Benign calcaneal bone cyst and pathologic fracture--surgical treatment with inject-able calcium-phosphate bone cement (Norian): a case report [J]. Foot Ankle Int, 2001, 22 (6): 507-510.

［6］GRUMBINE N A, CLARK G D. Unicameral bone cyst in the calcaneus with pathologic fracture: A literature review and case report [J]. J Am Podiatr Med Assoc, 1986, 76 (2): 96-99.

［7］GLASER D L, DORMANS J P, STANTON R P, et al. Surgical management of calcaneal unicameral bone cysts [J]. Clin Orthop Relat Res, 1999,(360): 231-237.

［8］SARAPH VINAY, ZWICK ERNST-BERNHARD, MAIZENAIZEN CLAUDIA, et al. Treatment of unicameral calca-neal bone cysts in children: review of literature and results using a cannulated screw for continuous decompression of the cyst [J]. J Pediatr Ortho, 2004, 24 (5): 568-573.

［9］ABDEL-WANIS MOHAMED E, TSUCHIYA HIROYUKI, UEHARA KENJI, et al. Minimal curettage, multiple drilling, and continuous decompression through a cannulated screw for treatment of calcaneal simple bone cysts in children [J]. J Pediatr Orthop, 2002, 22 (4): 540-543.

［10］ HASHEMI-NEEJAD A, COLE W G. Incomplete healing of simple bone cysts after steroid injections [J]. J Bone Joint Surg Br, 1997, 79 (5): 727-730.

［11］ MAINARD D, GALOIS L. Treatment of a solitary calcaneal cysts with endoscopic curettage and percutaneous injection of calcium phosphate cement [J]. J Foot Ankle Surg, 2006, 45 (6): 436-440.

［12］ ROUGRAFF B T, KLING T J. Treatment of active unicameral bone cysts with percutaneous injection of demineralized bone matrix and autogenous bone marrow [J]. J Bone Joint Surg Am, 2002, 84 (6): 921-929.

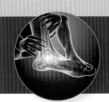

# 09

# 第九章　距下关节不稳

## 一、概要

距下关节是指跟骨与距骨之间的关节,由后、中、前三个关节面组成。距下关节是保持足部稳定的枢轴,承受并传导人体体重,是后足的力学中轴。

与踝关节不稳不同,距下关节不稳到目前为止仍然没有清晰的定义和诊断标准,易误诊或遗留距下关节损伤后遗症,也是许多因急慢性踝关节韧带损伤行修补或重建手术失败的原因之一。大部分距下关节韧带损伤均合并踝关节外侧副韧带损伤。单独的韧带损伤发生率在 10%~25% 之间,这些病人最常见的临床表现为功能性踝关节不稳,踝关节反复打软腿。

## 二、解剖

距下关节可分为前方和后方两部分,被跗骨窦和跗骨管分开。前部由骨前部、舟骨后表面、跟骨前部、跟舟韧带(跳跃韧带)以及纤维关节囊组成。后部由距骨下表面后部、跟骨后部组成。距下关节为球窝关节,其鞍状镶嵌的关节面增加了距下关节的稳定性。距下关节内较为重要的韧带包括跟腓韧带、距跟外侧韧带、颈韧带、距跟骨间韧带。以前认为,颈韧带是距骨和跟骨间强度最大的韧带,但现在大量的证据证实,距跟骨间韧带是维持距下关节稳定性最重要的结构。距跟骨间韧带该韧带短而粗韧,位于距跟前后关节之间的跗骨管内,距下关节运动轴下方,其跟骨面平均宽 40mm,厚 5.62mm;距骨面平均宽 17.13mm,厚 5.36mm,在冠状面上该韧带与跗骨窦方向平均成 45° 角,其走行方向由后内斜向前外通过跗骨管。距跟骨间韧带位于下肢力线的延长线上,距下关节运动的中轴部,对维持距骨与跟骨的紧密吻合,防止距跟关节向前、向后过度滑移,并在维持距下关节在多个方向上运动稳定性方面具有重要作用。伸肌上支持带止点分为 3 束,由浅层和深层组成。浅束向下连于腓骨肌腱鞘,中束向下止于跟骨外侧缘,深束向内行走,与距跟骨间韧带相连,以加强距跟骨间韧带,辅助颈韧带限制距下关节的内翻,在行走中形成稳定足底纵弓的作用,对距下关节有稳定作用。Harper 将外侧分为浅、中间、深层 3 层结构,浅层结构包括距跟外侧韧带、伸肌下支持带外侧跟部和跟腓韧带;中间层结构由伸肌下支持带中内侧根部和颈韧带组成;深层由伸肌下支持带内侧根部和距跟骨间韧带组成。跟腓韧带将跟骨和距骨连接起来,防止跟骨相对于距骨的过度内翻和内旋。

## 三、受伤机制

距下关节韧带损伤可分为 4 型损伤:1 型,旋后伴跖屈或背伸,距腓前韧带或项韧带首先发生撕裂,随后是跟腓韧带或外侧关节囊撕裂;2 型,除了 1 型损伤外,距跟骨间韧带也发生撕裂;3 型,踝关节背伸,跟腓韧带、颈韧带、距跟骨间韧带损伤,距腓前韧带正常;4 型,踝关节背伸时强力旋后动作,可出现严重的胫距关节和距下关节韧带损伤。

## 四、临床表现

病人多有踝关节扭伤史,扭伤后往往存在打软腿症状,有反复不稳和(或)疼痛,以及肿胀和僵硬。运动时疼痛加重,休息后减轻,病人往往不能精确指出疼痛部位,无法区分是在踝关节还是距下关节。疼痛可能位于跗骨窦或距下关节深部。有研究认为,跗骨窦综合征可能是距下关节不稳的一部分。应当注意的是,当病人受到高能量损伤,但无明显踝关节不稳时应当怀疑是否存在距下关节不稳。

## 五、体格检查

跗骨窦有压痛,或者强力内翻引发疼痛。跟骨内旋活动度或内侧位移增加。针对距下关节不稳较为特殊的检查是前外侧抽屉试验。检查时,检查者一手握住后足并维持踝关节背伸 10°,以防止踝关节出现下意识的活动,另一手握住前足,施加内翻、内旋及内收的应力。与对侧相比,跟骨出现大于 4mm 的内侧位移考虑为阳性。

## 六、辅助检查

常规 X 线片用于排除骨折,并可观察有无骨性间隙变窄。应力位 X 线片可以用于判断病人是单独的踝关节不稳或合并有距下关节不稳。超过 5mm 的跟骨内侧移位或超过 5° 的距跟内翻倾斜度被认为存在距下关节不稳。也有学者对应力位 X 线片的诊断价值存在疑问,因为距下关节三维的活动是无法通过二维的 X 线片完全显示的。关节造影时,如果发现距下关节内侧有造影剂漏出,则提示距下关节不稳。

MRI 可用于评估距下关节内韧带损伤情况以及伴随的其他损伤。有研究显示,MRI 可发现距下关节不稳的病人中前方关节囊韧带结构的异常表现(变薄或增宽)。

距下关节镜检查可用于评估距跟骨间韧带及颈韧带损伤情况。

## 七、治疗

### (一) 保守治疗

急性距下关节不稳大多选择保守治疗,通过石膏或支具固定 3~4 周以恢复距下关节的稳定性。对于慢性距下关节不稳,首先选择仍然是保守治疗,治疗方案与踝关节不稳相似,包括物理治疗、支具、功能训练以及选择合适的鞋子等。功能训练的目的是增强踝关节及距下关节周围肌肉力量及柔韧性以及恢复本体感觉功能。对于足部畸形的病人,可穿戴矫形鞋垫和矫形鞋以改善距下关节对位不良。

### (二) 手术治疗

保守治疗 3~4 个月无效的病人需要考虑手术治疗。

随着关节镜技术的发展,为距下关节不稳的诊断和手术治疗提供了更多的治疗手段。距下关节镜可采用 2.7mm、30° 关节镜镜头。特殊情况也可采用 70° 镜来观察周边的情况。如果关节较紧,或者病人体形偏小,也可使用 1.9mm 的关节镜头。另外,刨削和射频刀头也尽量选择 2.0~2.9mm 直径的,以方便操作。其他还需要的手术器械包括:小关节探钩、篮钳、刮匙、微骨折、骨刀等足踝关节镜中使用的器械。如果仅针对跗骨窦病灶进行清理,也可使用 4.0mm、30° 的关节镜镜头。4.0mm 关节镜头的优势在于视野范围较大、水流灌注充分,有利于手术操作。病人取健侧卧位或仰卧位,大腿根部上止血带。可以使用软组织牵引装置将关节牵开,以减少手术难度和医源性损伤发生的风险。手术入路一般包括 3 个,后外侧、外侧及前外侧入路。后外侧入路位于腓骨尖水平上方 1cm、跟腱外侧缘的交点;外侧入路位于腓骨尖前下缘远端 1cm 处;前外侧入路位于腓骨尖下方 1cm、前方 3cm 处(图 9-1)。首先建立外侧入路,方向朝向跗骨窦,之后采用长针头定位建立前外侧入路。在建立入路时,尖刀片仅切开皮肤,用直蚊式钳进行钝性分离,以避免损伤神经血管结构。两个入路交替使用,可清理跗骨窦,并评估距跟骨间韧带和伸肌下支持带(图 9-2)的张力和松弛度,同时可探查后距下关节面(图 9-3),评估有无软骨损伤及纤维瘢痕形成。将关节镜置入前外侧入路,向后外侧方向清理,暴露腓骨肌腱,切除部分内侧腱鞘后,可探查位于腓骨肌腱内侧的跟腓韧带(图 9-4),由外踝尖止点斜行向后外下方行走,止于跟骨。如果有必要,也可建立后外侧入路进行观察。

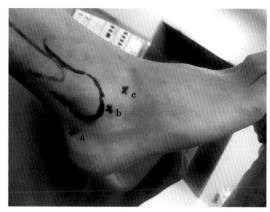

图 9-1　距下关节镜手术入路
a:后外侧入路;b:外侧入路;c:前外侧入路。

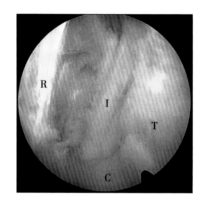

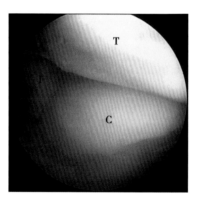

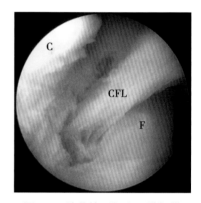

图 9-2　关节镜下探查距跟骨间韧带和伸肌下支持带
T:距骨;C:跟骨;I:距跟骨间韧带;R:伸肌下支持带。

图 9-3　关节镜下探查后距下关节面
T:距骨;C:跟骨;I:距跟骨间韧带。

图 9-4　关节镜下探查跟腓韧带
C:跟骨;F:腓骨肌腱;CFL:跟腓韧带。

对于同时存在踝关节与距下关节不稳的病人,可通过修补或重建跟腓韧带来重新获得距下关节的稳定性。

距跟骨间韧带重建手术难度较大,包括 Elmslie 术式、Chrisman-Snook 术式等腱固定术均为非解剖重建,虽然可改善术后的距下关节不稳,但并发症较多,且改变了踝关节的生物力学,术后并发关节僵硬及关节炎的风险较高,目前已不推荐采用。近年来有学者采用关节镜辅助下距跟骨间韧带重建术,但仍需要长期临床疗效评估。有研究证实,跟腓韧带和距跟外侧韧带对距下关节的稳定性均提供作用。因此,对距下关节不稳并踝关节外侧不稳的病人,可在修补距腓前韧带的同时行距跟外侧韧带或跟腓韧带的修补或重建,以增加距下关节的稳定性。

## 参考文献

［1］ KATO T. The diagnosis and treatment of instability of the subtalar joint [J]. J Bone Joint Surg Br, 1995, 77 (3): 400-406.

［2］ HARPER M C. The lateral ligamentous support of the subtalar joint [J]. Foot Ankle, 1991, 11 (6): 354-358.

［3］ VASEENON T, GAO Y, PHISITKUL P. Comparison of two manual tests for ankle laxity due to rupture of the lateral ankle ligaments [J]. Iowa Orthop J, 2012, 32: 9-16.

［4］ YAMAMOTO H, YAGISHITA K, OGIUCHI T, et al. Subtalar instability following lateral ligament injuries of the ankle [J]. Injury, 1998, 29 (4): 265-268.

［5］ MUNOZ G, ECKHOLT S. Subtalar arthroscopy: indications, technique and results [J]. Foot Ankle Clin, 2015, 20 (1): 93-108.

［6］ MITTLMEIER T, RAMMELT S. Update on Subtalar Joint Instability [J]. Foot Ankle Clin, 2018, 23 (3): 397-413.

［7］ LGLESIAS-DURAN E, GUERRA-PINTO F, GARCIA-ESTEO F, et al. Anatomic Arthroscopic Graft Reconstruction of the Interosseous Talocalcaneal Ligament for Subtalar Instability [J]. Arthrosc Tech, 2020, 9 (12): e903-1906.

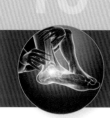

# 第十章  跗骨窦综合征

## 一、概要

O'Connor 1958 年首次在文献中对跗骨窦综合征进行描述,他认为跗骨窦综合征的病人具有踝关节外侧跗骨窦处的疼痛及压痛,同时伴有距下关节不稳的感觉,局部封闭注射后症状改善。目前一般认为,跗骨窦综合征非常容易与其他疾病混淆,其诊断仍存在极大争议,本病无统一的病理、临床症状、体格检查、影像学研究,主要依赖 MRI 和距下关节镜等方法进行诊断和治疗。总体来说,跗骨窦综合征是基于关节轻微不稳定、韧带撕裂、关节纤维化、腱鞘囊肿、关节去神经等病理改变,对距下关节跗骨窦区域疼痛作出的诊断。

## 二、解剖

跗骨窦位于距骨颈和跟骨前上侧之间、由后内向前外走行略呈锥形的骨性间隙,内侧为漏斗形的跗骨窦管,跗骨窦管的后方紧接载距突,其中包括脂肪垫、小血管、关节囊、神经末梢、滑囊和韧带。跗骨管由距骨下面的凹陷及跟骨的上面组成,跗骨管的长轴与跟骨的外侧面之间形成 45° 的夹角,由后外斜向前内行走。跗骨管的边界包括后部距下关节囊的前部,由该管的后边界组成,前边界是距跟舟关节囊的后部。

## 三、病因

跗骨窦综合征多由一次急性扭伤或反复微创伤引起;有研究显示,超过 80% 的跗骨窦综合征病人有踝关节扭伤史,88% 的病人存在不同程度的骨间韧带损伤,但完全断裂少见。另外,85% 的病人存在 2 种以上病变,86%~100% 的病人存在关节滑膜炎。20% 为慢性炎性病变,如强直性脊柱炎、类风湿关节炎、痛风、腱鞘囊肿及足部畸形等。

## 四、发病机制

**1. 外伤**

(1)急性损伤:踝关节内翻旋后扭伤,此时跗骨窦间前部韧带紧张,常易发生损伤,有时可合并踝关节韧带损伤。

(2)慢性损伤:反复的微创伤(如跳起后以足跟落地,前足掌由于惯性继续向前运动,可导致距跟骨间韧带发生"挥鞭样损伤"),导致窦间韧带损伤。

**2. 窦内压力增高**　距下关节伴随踝关节频繁活动,慢性损伤导致窦内脂肪及滑囊,使其变性水肿,甚至坏死,使窦内压力增高。跗骨窦血管损伤后出血,血肿机化压迫也可能是产生症状原因之一。其他可引起压力增高的原因包括滑膜炎、囊肿等。

## 五、病理改变

跗骨窦综合征的病理改变包括:韧带瘢痕、纤维增生、滑膜增生、嵌顿、含铁血黄素沉着、本体感觉异常等。跗骨窦中含有丰富的神经末梢以及 3 种机械感受器:帕奇尼小体、高尔基小体、鲁菲尼小体。蕴含庞大的神经网络,对足踝部的痛觉刺激及本体感受功能均有重要作用,神经损伤和本体感受器功能缺失可能是跗骨窦综合征的病因之一,也可能导致踝关节功能性不稳。

## 六、临床表现

伴或不伴踝关节内翻扭伤史,伤后出现跗骨窦区疼痛,足旋后或内收时加重。行走、奔跑时疼痛加重,休息后可减轻。如伴有踝关节外侧副韧带损伤,可出现打软症状。跗骨窦区注射局部麻醉药物,疼痛症状可减轻。

### (一)体检

跗骨窦区有锐性压痛;踝被动内翻或抗阻内翻时诱发疼痛;如果伴有踝关节外侧副韧带损伤,跟骨内翻试验及前抽屉试验可为阳性。

### (二)辅助检查

包括 X 线片、距下关节造影、SPECT/CT、MRI、关节镜等。

**1. X 线片** 不能发现早期病变,晚期可发现骨囊肿、骨赘增生等,应力位 X 线片对诊断距下关节不稳有一定帮助,也能判断是否存在踝关节不稳。

**2. 关节造影** 正常距下关节造影表现为踝关节活动时,造影剂可自由流动至关节腔各部位;如果造影剂不能自由流动或被阻隔,则提示有病变。需要指出的是,这是一种有创性操作,目前应用不多。

**3. SPECT** 主要用于早期诊断,其优点包括:灵敏度高,可早期发现骨髓水肿、三维显示,定位较为精确。缺点包括:特异度差、无法明确病变性质、无法评估韧带损伤情况。

**4. MRI** 可清晰显示韧带损伤和炎症改变,以及腱鞘囊肿、骨质增生和骨内囊肿病变等,同时还能明确有无距腓前韧带和跟腓韧带损伤。是目前常用的一种诊断方式。

**5. 关节镜**:可更直观地观察距下关节腔内软组织病理改变,包括出血、滑膜增生、瘢痕组织形成、囊肿形成等,可提高跗骨窦综合征诊断的准确率,还可同时对病变进行治疗,并能取得优良疗效,是目前处理跗骨窦综合征的一种相对安全有效的诊疗技术。

## 七、治疗

### (一)保守治疗

跗骨窦综合征首先选择保守治疗,大部分病人经保守治疗后症状可缓解或消失。保守治疗包括休息、理疗、NSAIDs 药物、局部封闭、康复治疗等。康复治疗包括平衡功能训练、肌力训练、支具、绷带、矫形鞋等。研究显示,2/3 的病人保守治疗有效,90% 的病人手术效果良好。保守治疗 3~6 个月无效,可考虑手术治疗。

### (二)手术治疗

手术治疗包括切开和关节镜下清理、跗骨窦去神经支配术、关节融合术等。早期大多采用开放手术治疗跗骨窦综合征,获得了良好的治疗效果。近年来,越来越多的学者采用距下关节镜清理治疗跗骨窦综合征,有效率在90%左右。切开手术选择跗骨窦外口外侧做斜行切口,切开距下关节囊,暴露跗骨窦区。清理术主要切除跗骨窦区增生的滑膜、瘢痕及脂肪垫。近年来,Li等发现,在跗骨窦与中距下关节之间由伸肌下支持带内侧束形成一拱门形状(图10-1),推测跗骨窦综合征病人可由于瘢痕、纤维组织将该狭窄的拱门结构封闭,阻断了后距下关节与中距下关节的通道,在行跗骨窦清理术时,需要将拱门中的脂肪组织和纤维组织完全清除,直至暴露出中距下关节为止,以保证拱门结构的通畅。

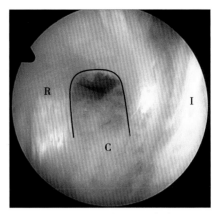

图 10-1　关节镜下跗骨窦清理
C: 跟骨;I: 距跟骨间韧带;R: 伸肌下支持带;黑色弧形结构代表拱门结构。拱门内结构为中距下关节面。

　　跗骨窦去神经支配术可减轻跗骨窦顽固性放射痛,同时又避免距下关节融合带来的潜在并发症。手术主要切除腓深神经外侧终末支配跗骨窦区域感觉支的全部或部分,术中使用肌电图以区分运动和感觉神经。但是,据报道,17%~24%病人经跗骨窦神经切断后仍有持续性疼痛,这可能是由于跗骨窦还有其他支配神经。

　　关节融合术常用于跗骨窦综合征清理术后疗效不佳或复发的病人,可考虑行跟距关节融合或三关节融合。目前可采用距下关节镜下行关节融合术,其优点包括切口小、可早期负重活动、避免反应减退、增强本体感觉、减少复杂性区域疼痛综合征的发生等。

## 参考文献

［1］ LEE K B, BAI L B, SONG E K, et al. Subtalar arthroscopy for sinus Tarsi syndrome: arthroscopic findings and clinical outcomes of 33 consecutive cases [J]. Arthroscopy, 2008, 24 (10): 1130-1134.

［2］ LI SHENG-KUN, SONG YU-JIE, LI HONG, et al. Arthroscopic treatment combined with the ankle stabilization procedure is effective for sinus tarsi syndrome in patients with chronic ankle instability [J]. Knee Surg Sports Traumatol Arthrosc, 2018, 26: 3135-3139.

［3］ RAB M, EBMER J, Dellon A L. Innervation of the sinus tarsi and implications for treating anterolateral ankle pain [J]. Ann Plast Surg, 2001, 47 (5): 500-504.

［4］ AHN J H, LEE S K, KIM K J, et al. Subtalar arthroscopic procedures for the treatment of subtalar pathologic conditions: 115 consecutive cases [J]. Orthopedics, 2009, 32 (12): 891.

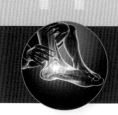

# 第十一章　距腓前韧带镜下修补

## 一、概况

踝关节内翻扭伤是最常见的运动损伤之一,通常伤及踝关节外侧副韧带复合体中的距腓前韧带(anterior talofibular ligament,ATFL)和/或跟腓韧带(calcaneofibular ligament,CFL)。踝关节外侧副韧带撕裂会导致慢性踝关节外侧不稳,包括持续性踝关节疼痛不适、肿胀和功能不稳定。保守治疗是初步治疗方案,如果保守治疗失败,需要进行手术治疗修复韧带恢复稳定性。

文献报道显示踝关节外侧副韧带解剖修复手术能取得优异的临床效果。一直以来,开放下改良Broström解剖修复ATFL技术已被广泛接受为治疗慢性外侧踝不稳定的参考术式,临床效果优异,并且使多数病人恢复到受伤前的运动水平。随着关节镜技术的日益发展,越来越多的骨科运动医学医师采用全关节镜下修复ATFL以治疗慢性踝关节不稳。术后随访,关节镜下修复ATFL后踝关节不稳状况以及病人主观功能评分能得到极大改善。迄今为止,已有许多ATFL镜下修复技术报道,本节将详细介绍ATFL的镜下修复技术,包括无结锚钉修复、有结锚钉修复以及线带加强修复技术。

## 二、关节镜修复距腓前韧带

### (一)工具、体位与入路

**1. 关节镜工具**　一般采用4mm关节镜(30°),配合2.9mm刨削器(小型),缝合器(或腰穿针),取线器,镜下线剪。

麻醉采用全麻或者脊柱麻醉(腰麻)。麻醉成功后,病人仰卧在手术台上。于膝关节下方放入一个自制三角垫,使髋关节和膝关节保持屈曲45°,患肢踝关节置于手术床远端边缘,这样在术中能自由伸屈活动踝关节(图11-1)。

**2. 体表标记**　包括前方关节线、内踝、外踝、胫前肌腱、第三腓骨肌腱、腓浅神经等。其中腓浅神经可以通过活动踝关节来辨别,当踝关节内翻及第四趾跖屈时,其皮下走行变得明显。

**3. 入路**　包括3个常规入路,内侧入路(medial portal,MP),外侧入路(lateral portal,LP)以及前外侧入路(anterolateral portal,ALP)(图11-2)。通常,第一步作内侧入路,

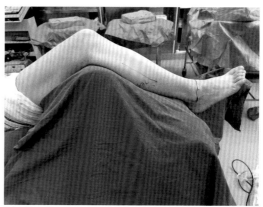

图11-1　手术体位

该入路位于胫前肌腱内侧踝关节线处,通过伸屈踝关节大踇趾可清楚地感觉到前方关节间隙以及触及胫

前肌腱，内侧入路是主要的观察入路，对于跟腓韧带以及一些特殊情况下，关节镜需要转到外侧入路进行观察。通过内侧入路进入踝关节后，于关节镜直视下采用针刀技术制备外侧入路，外侧入路位于第三腓骨肌外缘、前方关节线远端0.5cm处，该入路可以用来处理关节内病变以及配合修复韧带。前外侧入路也即常说的跗骨窦入路，大约位于腓骨尖前方3cm、下方1cm处，该入路主要用于缝合韧带和植入锚钉。

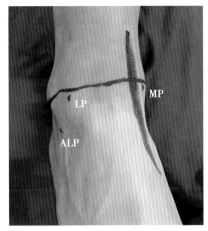

图 11-2　踝关节入路

### （二）镜下诊断与分型

在对外侧韧带进行修复之前，需要对病人的踝关节进行关节镜检查并处理关节内病变，比如滑膜炎、骨赘、软骨损伤等等。接下来需要评估距腓前韧带质量来决定采用修复手术还是重建手术。通常我们采用法国关节镜协会于2018年给予的一个标准，依据距腓前韧带损伤的关节镜下状态按照损伤程度分为4级，Ⅰ级为韧带形态完整，但肿胀、毛糙、松弛；Ⅱ级为韧带从腓骨侧或距骨侧撕脱后贴附于关节囊，韧带质量可、但紧张度下降；Ⅲ级为韧带变细变薄，韧带异常松弛，伴或不伴有瘢痕；Ⅳ级为只有瘢痕，韧带残端缺失，外踝止点裸露。对于Ⅰ级和Ⅱ级损伤，韧带质量良好，建议进行缝合修复手术，而对于Ⅲ级和Ⅳ级损伤，韧带残端不足，质量较差，则建议韧带重建手术。其中对于Ⅱ级损伤，需要特别小心，韧带从腓骨端撕裂后残端会紧紧依附于外侧关节囊，从腓骨尖到距骨止点处会表现为"真空"状态，经验不足会误以为Ⅳ级损伤，我们的经验是采用探钩于外侧关节囊处上下滑动剥离，对于Ⅱ级损伤，探钩能触及条索样的结构，此为ATFL残端组织，然后从外侧关节囊分离该韧带组织用于修复手术。此外，观察ATFL时关节镜位于内侧入路，并需要保持踝关节一定的背伸角度，可以更好地显露距腓前韧带。如果需要评估跟腓韧带，关节镜需要转换到外侧入路或者前外侧辅助入路。

### （三）有结锚钉修补

**1. 确定止点**　采用刨削器或者射频从外侧入路清理出距腓前韧带腓骨止点，该止点位于下胫腓骨前联合韧带腓骨止点下方，距离腓骨尖端1~1.5cm。

**2. 植入锚钉**　可采用Loopine锚钉或者Suture Tak锚钉，从前外侧入路放入锚钉定位器，定位于ATFL腓骨止点位置，注意钻头方向从前下往后上并平行于外侧沟，并以同一方向植入锚钉（图11-3）。

**3. 缝合**　采用缝合钩从前外侧入路进入关节，穿入距腓前韧带上半束并过牵引线（图11-4），通过外侧入路取出牵引线及一根缝合线（图11-5）。然后将该根缝合线中部对折成一个环，采用牵引线将该根缝合线环拉入韧带，用取线器将该线环的游离端引入线环后取出（图11-6），收紧缝合线即线环形成自身套扎捆住韧带（图11-7）。

**4. 打结**　如果缝线套扎满意，可从前外侧入路取出同一种颜色两根缝合线，背伸踝关节并收紧缝合线调整张力，采用打结器打结固定（图11-8）。剪线，活动踝关节评估缝合效果（图11-9）。如果遇到韧带质量较差或者缝合组织不满意的情况下，可以在打结前通过缝器将缝合线再穿一次韧带组织以达到韧带足够张力。

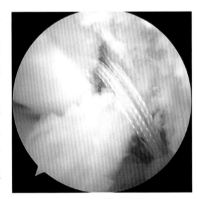

图 11-3　植入锚钉

### （四）无结锚钉修补（Hugging技术）

**1. 暴露确定止点**　此时内侧入路作为主要观察入路，当完整暴露距腓前韧带并决定行修补术后，采用刨削器或者射频从外侧入路清理出距腓前韧带腓骨止点，该止点位于下胫腓前联合韧带下方7mm左右，距离腓骨尖端1~1.5cm。

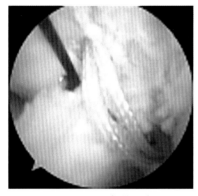

图 11-4　缝合器过线

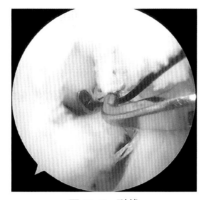

图 11-5　引线

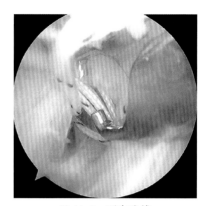

图 11-6　环中取线

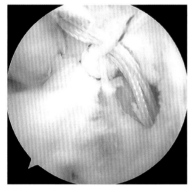

图 11-7　套扎韧带

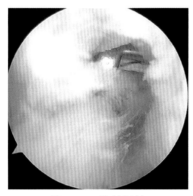

图 11-8　推结打结

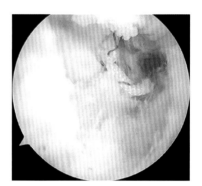

图 11-9　打结后韧带张力良好

**2. 缝合**　采用缝合钩从前外侧入路进入关节,穿入距腓前韧带上半束并过牵引线(通常我们采用 PDS 线或者缝合钩自带牵引丝),通过外侧入路取出牵引线。然后取一根 Fiberwire 线对折成双股,采用牵引线绑住将双股 Fiberwire 线拉入韧带并从前外侧入路穿出。

**3. 套扎**　于关节镜直视下从前外侧轻轻收线将另一端闭环拉入关节,并采用取线器进入外侧入路从环中取出双股线,收紧线环以套扎方式捆住韧带(图 11-10)。

**4. 再次缝合**　为避免拉紧缝合线时撕裂韧带,我们再次从前往侧入路进入缝合钩,再缝合一次距腓前韧带残端组织并通过牵引线,从外侧入路同时取一根 Fiberwire 线及牵引线,拉出后通过牵引线将一根 Fiberwire 线穿过韧带组织,从前外侧入路同时取出两根 Fiberwire 线。

**5. 钻孔**　从前外侧入路放入锚钉定位器,定位于第一步确定的止点位置,注意钻头方向从前下往后上(方向与下肢力线呈大约 45°角)并平行于外侧沟,建议术者视野从关节镜屏幕转换到踝关节再次确认下钻头方向,避免助手将钻头钻入关节面(图 11-11)。

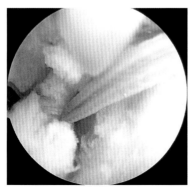

图 11-10　过线套扎

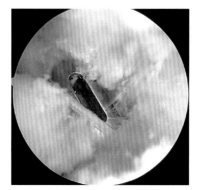

图 11-11　定位器钻孔

**6. 植入锚钉固定**　取 1 枚小型无结锚钉(2.9mm PushLock)装入缝合线,通过前外侧入路连带缝合线插入钻孔中,让助手背伸踝关节并收紧缝合线调整张力,以同钻头方向敲入 PushLock 锚钉(图 11-12),剪线,活动踝关节评估缝合效果(图 11-13)。

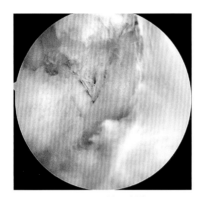

图 11-12　植入锚钉

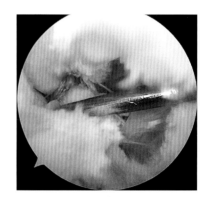

图 11-13　缝合后张力良好

### （五）线带加强修补

使用无结锚钉或者有结锚钉修补后,如果韧带张力不满意,或者修补后发现韧带距骨端亦有损伤时,可以继续利用缝合线进行韧带加强修复。

第一步,从外侧入路取出缝合线。第二步,暴露距腓前韧带距骨止点,该止点位于距骨外侧三角裸区下方。第三步,从外侧入路放入锚钉定位器并定位于距骨止点,方向朝向内踝钻孔(图 11-14)。第四步,取 1 枚小型无结锚钉(2.9mm PushLock)装入缝合线,通过外侧入路连带缝合线插入距骨钻孔中,踝关节中立位并稍稍收紧缝合线调整张力,注意不宜过度收紧缝合线,以同钻头方向敲入 PushLock 锚钉,剪线,活动踝关节评估缝合效果(图 11-15)。

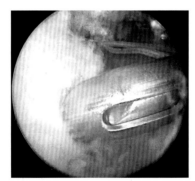

图 11-14　定位距骨止点,植入锚钉
固定缝线

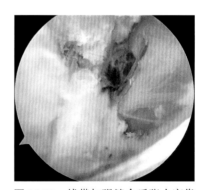

图 11-15　线带加强缝合后张力牢靠

### （六）术后康复

术后由专门的物理治疗师指导康复,ATFL 修复术后康复原则是早期恢复活动度,后期恢复踝关节周围肌肉力量和本体感觉。我们的经验,术后不需要石膏固定,术后佩戴护具。术后第 2 天即开始进行康复锻炼,包括踝关节周围肌肉群的等长收缩,并鼓励踝关节被动运动。术后 2 周开始部分负重,术后 6 周左右可完全负重。

### （七）术后并发症

关节镜下 ATFL 修复术后常见并发症包括:切口延迟愈合、伤口激惹、感染、深静脉血栓、远端腓骨骨折、腓浅神经损伤、神经炎、锚钉线结突出、外踝疼痛，文献报道并发症发生率从 0~35% 不等。并发症高发生率的原因一方面是因为将切口延迟愈合或伤口激惹纳入，另一方面是先前的研究大都采用有结锚钉，因此笔者认为，无结锚钉的修复技术可能会大大减少诸如线结突出及外踝疼痛并发症的发生。

## 三、结语

在过去的 10 年中，关节镜下踝关节外侧副韧带修复已成为慢性外踝不稳领域的热门话题。外科医师已经尝试从开放手术转向关节镜手术，就像在膝关节和肩关节领域中成功完成的那样。与开放技术相比，镜下修复技术具有多个潜在优势。①关节镜手术可以减轻术后疼痛并缩短恢复时间。②关节镜手术可以在韧带修复过程中发现并处理踝关节伴随的病变。③关节镜手术的切口更小，可产生更好的外观。根据我们的实践和经验，与开放技术相比，关节镜技术可以更准确地评估韧带质量并暴露韧带止点，这对于外科医师确定治疗策略并执行更好的手术方式非常重要。

此外，文献报道无结锚钉、有结锚钉或线带加强修复术后临床效果都比较满意，关节镜下修复距腓前韧带无论采用哪种方案，镜下准确评估韧带质量并选择相应方案是至关重要的，这需要一定的经验来完整暴露踇腓前韧带。为完整暴露距腓前韧带，需要清理甚至切除一定的瘢痕及关节囊组织，该过程是否会导致本体感觉丧失，目前存在一定争议。此外其他尚未解决的挑战性问题如下：当距腓前韧带残端质量良好时，是否需要缝合下伸肌支持带作为加强修复？对于距腓前韧带撕脱骨折，是否可以采用双排锚钉缝合固定骨折块？这些问题仍然值得进一步研究探讨。总而言之，随着对现有关节镜技术的不断改进，踝关节外侧副韧带镜下修复将来会变得更加有效和安全。

## 参考文献

［1］ MATHENY LAUREN M, JOHNSON NICHOLAS S, LIECHTI DANIEL J, et al. Activity Level and Function After Lateral Ankle Ligament Repair Versus Reconstruction [J]. Am J Sports Med, 2016, 44 (5): 1301-1308.

［2］ GUILLO S, BAUER T, LEE J W, et al. Consensus in chronic ankle instability: aetiology, assessment, surgical indications and place for arthroscopy [J]. Orthop Traumatol Surg Res, 2013, 99: 411-419.

［3］ TAKAO MASATO, MIYAMOTO WATARU, MATSUI KENTARO, et al. Functional treatment after surgical repair for acute lateral ligament disruption of the ankle in athletes [J]. Am J Sports Med, 2012, 40 (2): 447-451.

［4］ DIERCKMAN BRIAN D, FERKEL RICHARDi D. Anatomic Reconstruction With a Semitendinosus Allograft for Chronic Lateral Ankle Instability.[J]. Am J Sports Med, 2015, 43 (8): 1941-1950.

［5］ AHN HYEON-WOOK, LEE KEUN-BAE. Comparison of the Modified Broström Procedure for Chronic Lateral Ankle Instability With and Without Subfibular Ossicle [J]. Am J Sports Med, 2016, 44 (12): 3158-3164.

［6］ PETRERA MASSIMO, DWYER T I M, THEODOROPOULOS JOHN S, et al. Short-to Medium-term Outcomes After a Modified Broström Repair for Lateral Ankle Instability With Immediate Postoperative Weightbearing [J]. Am J Sports Med, 2014, 42 (7): 1542-1548.

［7］ LI HONG, HUA YINGHUI, LI Hongyun, et al. Anterior talofibular ligament (ATFL) repair using two suture anchors produced better functional outcomes than using one suture anchor for the treatment of chronic lateral ankle instability [J]. Knee Surg Sports Traumatol Arthrosc, 2020, 28 (1): 221-226.

［8］ COTTOM J M, RIGBY R B. The 'all inside' arthroscopic Broström procedure: a prospective study of 40 consecutive patients [J]. J Foot Ankle Surg, 2013, 52 (5): 568-574.

［9］ TAKAO M, MATSUI K, STONE J W, et al. Arthroscopic anterior talofibular ligament repair for lateral instability of the ankle [J]. Knee Surg Sports Traumatol Arthrosc, 2016, 24 (4): 1003-1006.

［10］ MATSUI K, TAKAO M, MIYAMOTO W, et al. Arthroscopic Broström repair with Gould augmentation via an accessory anterolateral port for lateral instability of the ankle [J]. Arch Orthop Trauma Surg, 2014, 134 (10): 1461-1467.

［11］ ACEVEDO J I, MANGONE P. Arthroscopic brostrom technique [J]. Foot Ankle Int, 2015, 36 (4): 465-473.

［12］ ACEVEDO J I, ORTIZ C, GOLANO P, et al. Arthro Broström Lateral Ankle Stabilization Technique: An Anatomic

Study [J]. Am J Sports Med, 2015, 43 (10): 2564-2571.

［13］CORTE-REALLl N M, MOREIRA R M. Arthroscopic repair of chronic lateral ankle instability [J]. Foot Ankle Int, 2009, 30 (3): 213-217.

［14］LUI T H. Modified arthroscopic Brostrom procedure [J]. Foot Ankle Surg, 2015, 21 (3): 216-219.

［15］VEGA J, GOLANO P, PELLEGRINO A, et al. All-inside arthroscopic lateral collateral ligament repair for ankle instability with a knotless suture anchor technique [J]. Foot Ankle Int, 2013, 34 (12): 1701-1709.

［16］KIM E S, LEE K T, PARK J S, et al. Arthroscopic anterior talofibular ligament repair for chronic ankle instability with a suture anchor technique [J]. Orthopedics, 2011, 34 (4).

［17］HUA Y, CHENn S, LI Y, et al. Combination of modified Broström procedure with ankle arthroscopy for chronic ankle instability accompanied by intra-articular symptoms [J]. Arthroscopy, 2010, 26 (4): 524-528.

［18］LI H, HUA Y, FENG S, et al. Lower Signal Intensity of the Anterior Talofibular Ligament is Associated with a Higher Rate of Return to Sport After ATFL Repair for Chronic Lateral Ankle Instability [J]. Am J Sports Med, 2019, 47 (10): 2380-2385.

［19］THES A, ODAGIRI H, ELKAIM M, et al. Arthroscopic classification of chronic anterior talo-fibular ligament lesions in chronic ankle instability [J]. Orthop Traumatol Surg Res: 2018, 104 (8S), 207-211.

［20］LI H, ZHAO Y, HUA Y, et al. Knotless anchor repair produced similarly favourable outcomes as knot anchor repair for anterior talofibular ligament repair [J]. Knee Surg Sports Traumatol Arthrosc, 2020, 28 (12): 3987-3993.

［21］LI H, HUA Y, LI H, et al. Activity Level and Function 2 Years After Anterior Talofibular Ligament Repair: A Comparison Between Arthroscopic Repair and Open Repair Procedures [J]. Am J Sports Med, 2017, 45 (9): 2044-2051.

［22］VEGA J, MONTESINOS E, MALAGELADA F, et al. Arthroscopic all-inside anterior talo-fibular ligament repair with suture augmentation gives excellent results in case of poor ligament tissue remnant quality [J]. Knee Surg Sports Traumatol Arthrosc, 2020, 28 (1): 100-107.

［23］GUELFI M, ZAMPERETTI M, PANTALONE A, et al. Open and arthroscopic lateral ligament repair for treatment of chronic ankle instability: A systematic review [J]. Foot Ankle Surg, 2018, 24 (1): 11-18.

［24］HUA Y. Editorial Commentary: Repair of Lateral Ankle Ligament: Is Arthroscopic Technique the Next Station [J]. Arthroscopy, 2018, 34 (8): 2504-2505.

［25］LI H, XU H, HUA Y, et al. Anatomic Knot Suture Anchor Versus Knotless Suture Anchor Technique for Anterior Talofibular Ligament Repair: A Biomechanical Comparison [J]. Orthop J Sports Med, 2020, 8 (1): 2325967119898125.

［26］LI H, ZHAO Y, CHEN W, et al. No Differences in Clinical Outcomes of Suture Tape Augmented Repair Versus Broström Repair Surgery for Chronic Lateral Ankle Instability [J]. Orthop J Sports Med, 2020, 8 (9): 2325967120948491.

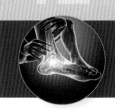

# 第十二章　距腓前韧带重建

## 一、概况

踝关节是全身诸关节中最容易发生扭伤的关节。根据英国 2006 年统计,其国内每年新增踝关节扭伤病人 30.2 万例,其中严重扭伤病例为 4.2 万例。由此统计数据可以预见,世界范围内踝关节扭伤的病例是惊人的。

踝关节的稳定高度依赖其内外侧韧带的结构完整性。其中稳定内侧结构的主体韧带为三角韧带,稳定外侧结构的韧带复合体包括距腓前韧带(anterior talofibular ligament,ATFL)、跟腓韧带(calcaneofibular ligament,CFL)和距腓后韧带(posterior talofibular ligament,PTFL)。由于踝关节扭伤病例中以内翻性损伤占绝大多数,约为踝关节扭伤总数的 85%,因此距腓前韧带和跟腓韧带是最常受累的两条韧带,其中距腓前韧带单独损伤的比率为 66%~85%,距腓前韧带和跟腓韧带合并损伤的比率为 20%~40%,而跟腓韧带单独受损或涉及距腓后韧带损伤的病例则相当少见。

在踝关节内翻伤发生时,距骨首先在水平面呈以内侧为轴旋转的前外侧旋转不稳定,因此导致距腓前韧带首当其冲损伤甚至断裂;接下来踝关节在冠状平面也呈现不稳定,这时跟腓韧带也出现损伤,反映在踝关节内翻应力位。

X 线正位片上,会表现出明显的距骨异常倾斜,对此类病人进行理学检查时,踝关节前抽屉试验多为阳性(图 12-1)。

## 二、距腓前韧带 / 跟腓韧带解剖

距腓前韧带属于关节内韧带结构,可以是单束样结构,也可由双束或三束组成,其中单束(33%)和双束(50%)类型的距腓前韧带居多。其起点比较恒定,基本位于外踝前下斜面中份,向前内行走止于距骨。其在距骨处的止点变异较大,可止于距骨颈或者距骨颈与距骨体之间,依笔者经验,镜下定位在距骨外踝关节面中份稍前方的距骨体处即可。关于距腓前韧带长度、宽度与厚度的解剖学研究众多,差异亦较大,总结起来,长度介于 13.0~24.8mm 之间,宽度介于 7.2~11.0mm 之间,厚度则介于 1.46~2.19mm 之间(图 12-2)。其行走过程中与水平面之间的夹角平均为 25°,与矢状面之间的夹角平均为 47°。

与距腓前韧带不同,跟腓韧带属于关节外结构(图 12-3)。跟腓韧带形态多样,以索条状(36.7%)和扇状居多(63.3%)(图 12-4)。其外踝侧起点紧邻距腓前韧带的后下方,向后、下、内止于跟骨外侧面、腓骨结节稍后上方。其行走过程中与水平面之间的夹角平均为 40°,与矢状面之间的夹角平均为 51°,距腓前韧带与跟腓韧带之间的夹角平均为 132°(图 12-5)。

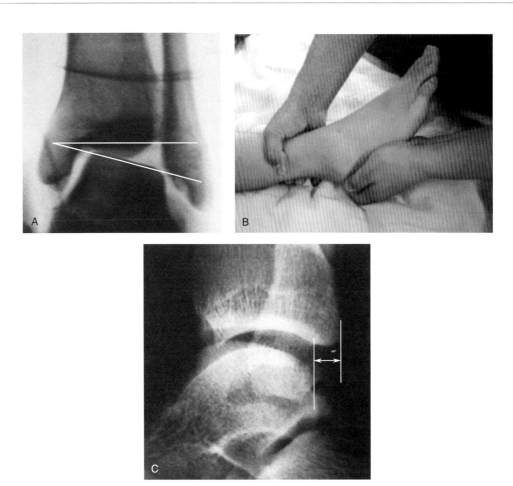

图 12-1　踝关节不稳检查

A. 踝关节内翻应力位平片,胫距关节面之间成角>10°;B. 踝关节前抽屉试验;

C:前抽屉试验下踝关节侧位片;←→示距骨前移大于 10mm。

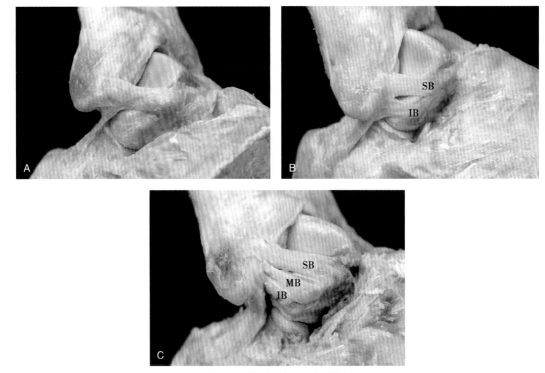

图 12-2　距腓前韧带不同类型

A. 单束样结构;B. 双束;SB:上束,IB:下束;C. 三束;MB:中间束。

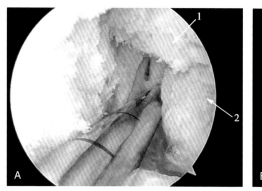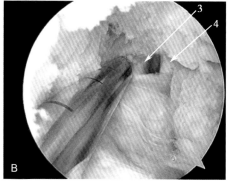

图 12-3 镜视下跟腓韧带观察

A.距腓前韧带损伤后,外踝外侧沟增宽;B.因跟腓韧带属于关节外结构,欲观察该韧带需打开关节囊;
1:腓骨尖;2:距骨外侧壁;3:跟腓韧带;4:腓骨长短肌腱。

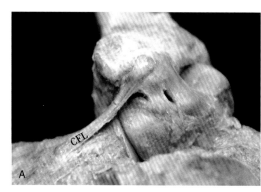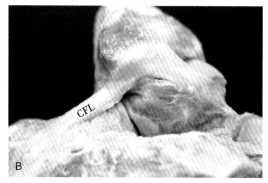

图 12-4 跟腓韧带(CFL)形状

A.索条状;B.扇状。

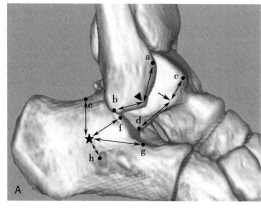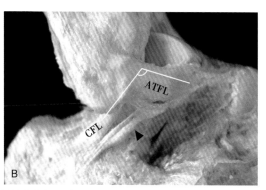

图 12-5 ATFL 和 CFL 的骨性定位标志与走行成角

A.骨性定位标志;◄示 ATFL 和 CFL 外踝起点结合处;↘示 ATFL 距骨止点;★示 CFL 跟骨止点;a:腓骨
前结节;b:腓骨尖;c:距骨滑车前角;d:距骨外侧突尖;e:跟骨上表面后 1/3;f:距下关节;g:载距突后界;
h:腓骨结节;B.韧带走行成角;◄示距跟外侧韧带(也称弓形纤维,为 ATFL 和 CFL 之间的连接结构)。

## 三、镜视下距腓前韧带 / 跟腓韧带重建

由于踝关节扭伤中距腓前韧带是最常损伤的韧带结构,也是我们手术修复的重点,故本章我们将详细介绍距腓前韧带的镜视下重建技术,而跟腓韧带重建在临床工作中则要少得多,在本节中不作为重点内

容,也一并予以介绍。

### (一)镜检

对于距腓前韧带新鲜损伤的病例,如果从前内侧入路进行观察,则要保持踝关节处于背伸位;如果从前外侧入路进行观察,则要保持踝关节处于稍微跖屈位,才能对损伤断裂的距腓前韧带更容易进行清楚的探查。新鲜的距腓前韧带损伤也多同时伴有距骨滑车内侧和内踝前方软骨损伤,这是由于内翻的应力损伤机制导致,探查过程中注意不要遗漏。对于陈旧性损伤的病例,由于踝关节多存在松弛不稳,因此镜下观察及对病损的探查都要容易得多(图12-6~图12-13)。

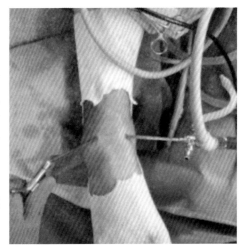

图12-6 踝关节标准前方入路

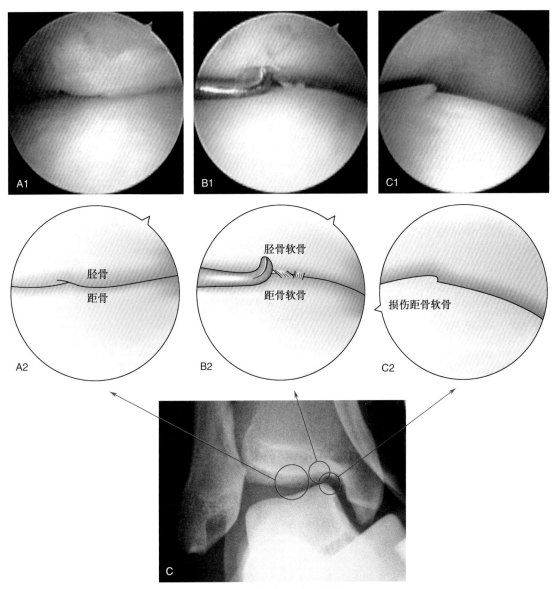

图12-7 前内侧入路观察所见
A.胫距关节前方;B.胫骨关节间软骨损伤;C.距骨滑车内侧软骨面损伤。

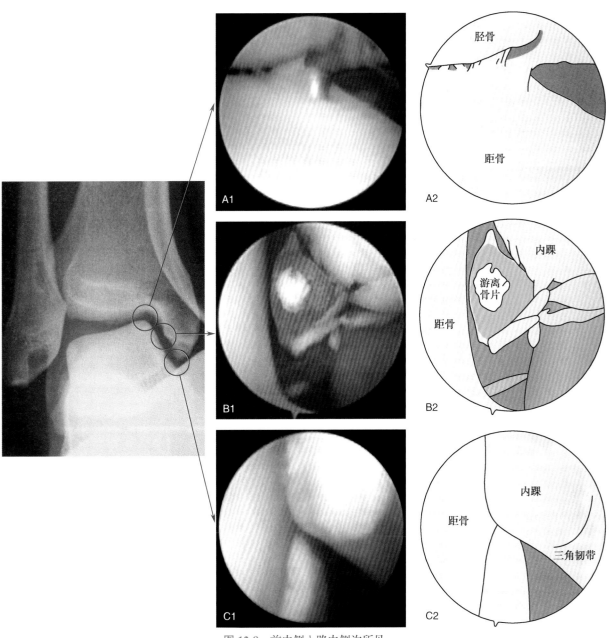

图 12-8　前内侧入路内侧沟所见

A. 使用探钩探查，可以避免遗漏不易发现的距骨软骨损伤；B. 内踝尖端游离的骨折块；

C. 稍偏后方的三角韧带附着部。

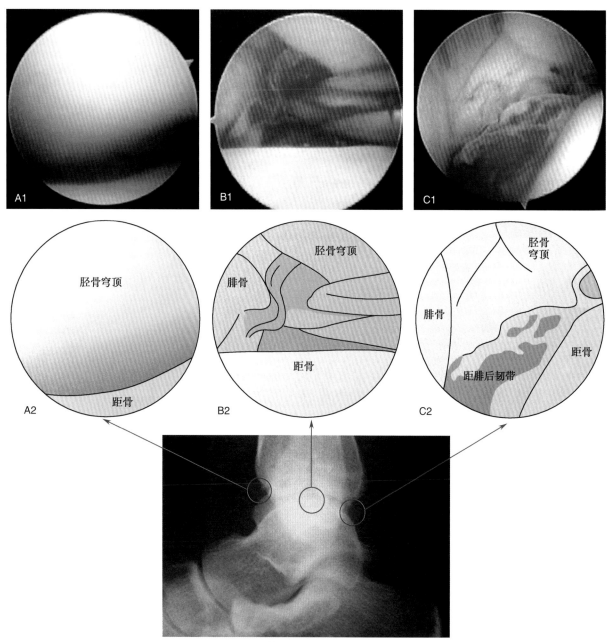

图 12-9　前外侧入路关节内观察所见

A. 前外侧胫距关节面；B. 胫腓关节滑膜炎（刨刀清除）；C. 损伤的距腓后韧带。

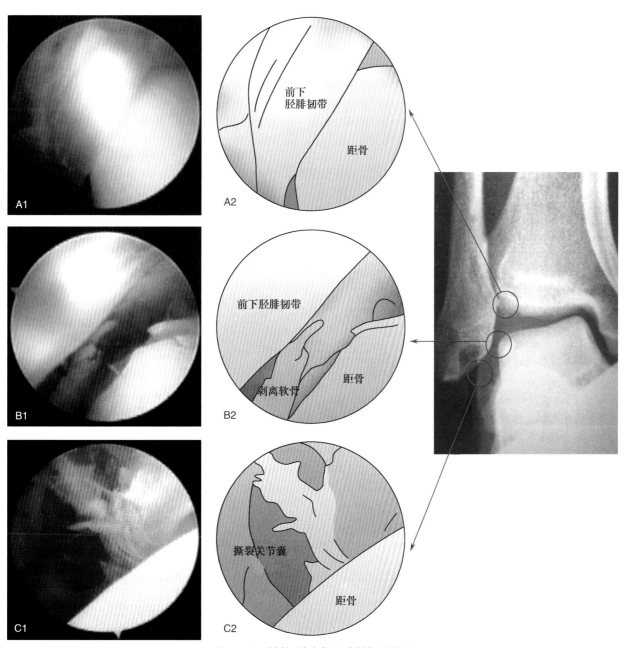

图 12-10　前外、前内侧入路外侧沟所见

A.前外侧入路所见前下胫腓韧带；B.距骨滑车外侧损伤剥离软骨；C.前内侧入路所见撕裂的外侧关节囊。

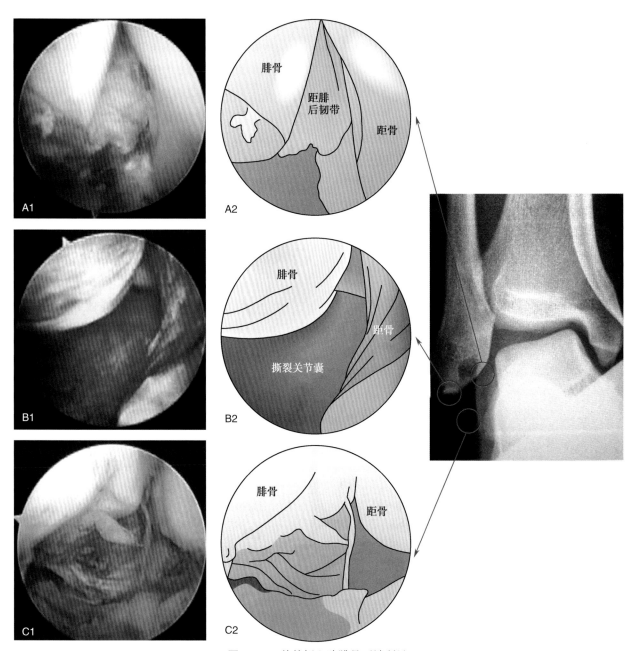

图 12-11　前外侧入路腓骨下端所见
A. 外翻应力下可见距腓后韧带；B. 撕裂关节囊；C. 距腓前韧带断裂后可见的跟腓韧带。

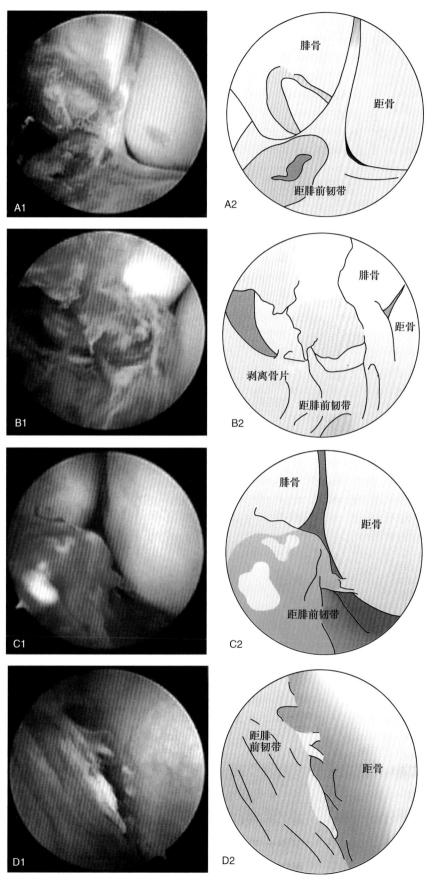

图 12-12　断裂距腓前韧带观察
A. 腓骨附着部；B. 腓骨附着部撕脱骨块；C. 韧带实质部损伤；D. 距骨附着部撕裂。

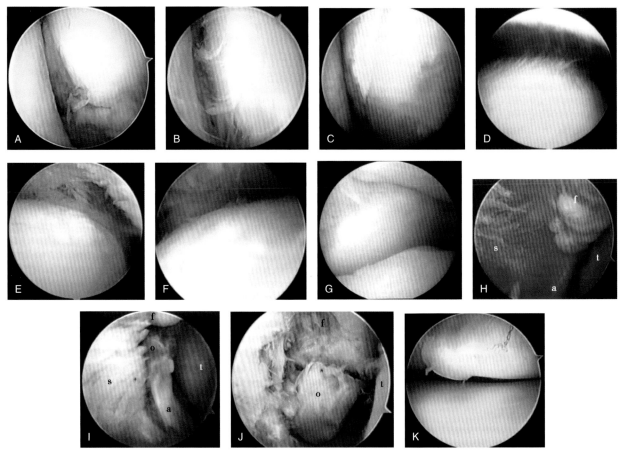

图 12-13　陈旧性距腓前韧带损伤镜下

A. 内踝下方软骨损伤;B. 内踝胫骨侧软骨纤维变;C. 内踝胫骨前方软骨下骨裸露;D. 距骨滑车内侧纤维变;E. 胫骨内侧软骨变性;F. 距骨滑车外侧软骨退变;G. 踝关节外侧间隙明显增宽;H. 损伤距腓前韧带部位滑膜炎性增生(s: 充血炎性滑膜,f: 外踝骨刺,t: 距骨外侧关节面,a: 距腓前韧带残端);I. 距腓前韧带撕脱骨折(f: 外踝,t: 距骨外侧关节面,o: 撕脱骨折块,a: 距腓前韧带,s: 增生滑膜);J. 游离撕脱骨折块(f: 外踝,t: 距骨外侧关节面,o: 游离骨折块);K. 距骨前方增生骨刺。

### (二) 移植肌腱获取

一般通过获取止点位于胫骨近端内侧的股薄肌肌腱作为距腓前韧带重建的移植物。如同前后交叉韧带重建,在胫骨结节水平,向内、向下各 2cm,取纵行皮肤切口 2cm,分离皮下脂肪层,显露缝匠肌筋膜,切开,即可显露位于其内侧面的股薄肌腱和半腱肌腱,使用取腱器将股薄肌取出,尾端编织缝合待用 (图 12-14)。

### (三) 体位与入路

病人采用常规的踝关节体位——仰卧位即可。保证足踝伸出手术床尾端 10cm 处于悬空状态,从而有利于术中踝关节自由的背伸和跖屈。在进行距腓前韧带重建的手术时,除了常规的踝关节前内和前外入路外,要建立一个踝关节前外侧附加入路,用于距腓前韧带重建时腓骨侧和距骨侧韧带足印区骨道的制作。进行此手术入路建立的另外一个技巧是,可以把前内侧入路建立在胫前肌腱的外侧,这样会更有利于通过内侧入路对外踝部位的充分观察(图 12-15)。

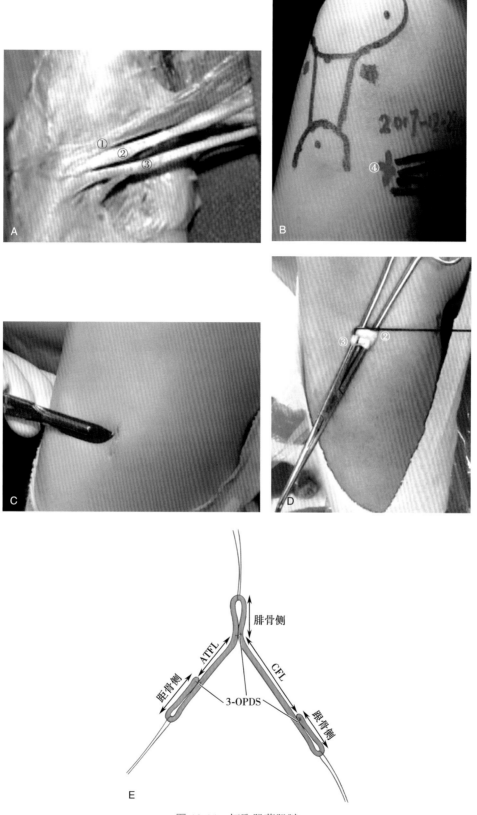

图 12-14　切取股薄肌腱

A. 解剖图（①：缝匠肌 ②：股薄肌 ③：半腱肌）；B. 实体图（④：取腱切口位置）；C. 切口长约 1.5cm；D. 分离出的肌腱，取出股薄肌；E. 股薄肌腱的准备方法。如果只是重建距腓前韧带，则肌腱对折后编织缝合尾端即可，如果同时重建距腓前韧带和跟腓韧带，则在将肌腱对折后，两个尾端再分别对折编织缝合，3 个骨隧道内的肌腱长度均为 15~25mm，准备好的肌腱如倒 "Y" 形。

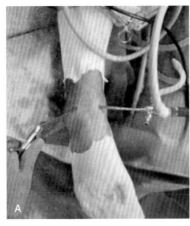
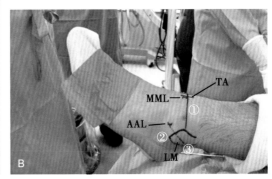

图 12-15　入路建立

A. 常规前内、前外入路;B. 改变及附加的入路[①:关节线,②:腓骨尖端,③:外踝前斜面中点垂线（虚线）,TA:胫前肌腱,MML:偏外前内入路（胫前肌腱外侧）,AAL（acAL）:前外附加入路（外踝前斜面中点垂线以远 2cm）,LM:外踝 ]。

### （四）关节内观察

对于距腓前韧带修复（加强）或重建手术来说,依笔者的经验,通过 MML 入路作为观察入路要较经典的胫前肌腱内缘建立的前内入路（anterior medial portal,AM）观察更为方便。对于距腓前韧带损伤,是采用加强修补还是韧带重建,Guillo 等的镜下评判标准是要探查残留韧带的质地是否保留一定的强度、韧带纤维的行走是否规则、残存韧带是否明显瘢痕化或明显缺损。但这种判断方法主观性比较强,存在术者之间的个体化差异,2018 年 André 等把距腓前韧带损伤的关节镜下状态依据损伤程度分为 0~4 级,其中 1~2 级损伤建议进行缝合加固、3~4 损伤则建议韧带重建,可以更好的指导临床手术方案的制定（图 12-16）。

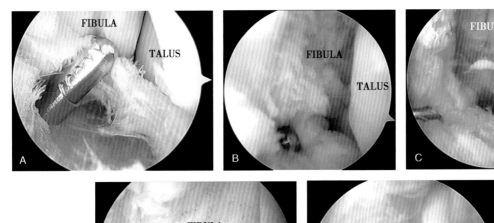
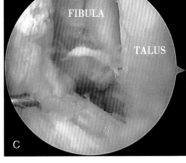
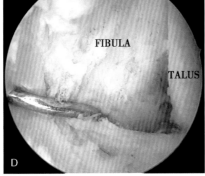
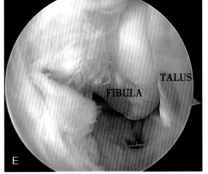

图 12-16　距腓前韧带损伤镜下分级

FIBULA:腓骨,TALUS:距骨。A. 0 级:正常,距腓前韧带毛糙,但结构完整,紧张度正常;B. 1 级:韧带肿胀,形态完整,但紧张度下降;C. 2 级:腓骨侧或距骨侧任何一侧的止点撕脱,紧张度下降,D. 3 级:韧带变细,紧张度明显缺失,伴或不伴有瘢痕;E.4 级:只有瘢痕,韧带实质缺失,外踝止点裸露。

对距腓前韧带的初步探查完成后,则开始建立前外附加入路(accessory anterolateral portal,AAL)入路。在建立 AAL 入路时,同样重要的原则是要避免损伤和入路毗邻的腓浅神经。如前面相关章节所述,有效避免损伤神经的方法是要采用"切口和扩展"技术(nick and spread technique),即使用尖刀只切至皮肤真皮层,然后使用蚊式血管钳钝性分离直至进入关节。

由于 AAL 入路是距腓前韧带加固缝合时置入缝线锚钉、重建时钻制腓骨侧隧道所使用的入路,因此该入路的正确建立非常重要。因此,在制作 AAL 皮肤切口之前,先要使用定位针确定适合的入路位置,理想的 AAL 入路位置应该保证定位针从残留的距腓前韧带上方刺入,并直抵其在外踝的止点足印区(图 12-17、图 12-18)。

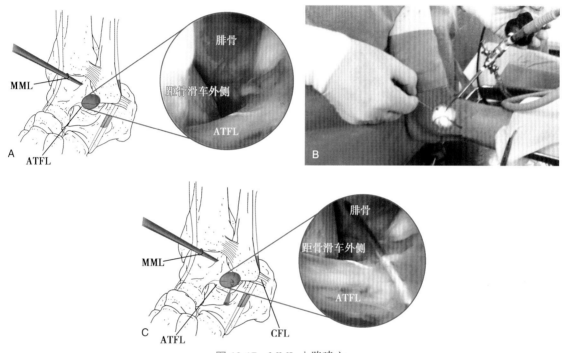

图 12-17　MML 入路建立

A. 通过 MML 入路,可以更好地观察到包括距骨滑车外侧、腓骨尖端和距腓前韧带(ATFL)在内的外侧结构;B. 建立 AAL 入路,一般进针点位于光斑的中心;C. 理想的入针位置可以看到穿刺针位于距腓前韧带上方、朝向外踝尖端的足印区。MML:近中线前内入路 ATFL:距腓前韧带,CFL:跟腓韧带。

对于一名熟练的足踝关节镜医师,AAL 入路可以作为距腓前韧带加固缝合和韧带重建的通用入路。但如果进一步细分的话,则 AAL 入路更多地用于距腓前韧带的加固缝合,而如果进行韧带重建,则可以再附加一个跗骨窦入路,通过该入路可望获得一个更好的制作腓骨侧隧道的位置和角度(图 12-19)。

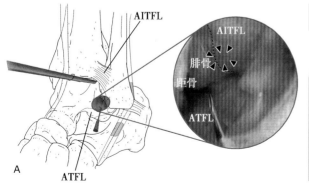
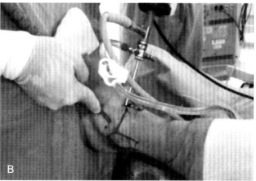

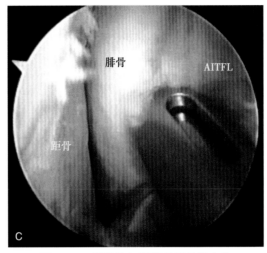

图 12-18　距腓前韧带腓骨侧骨道定位

A. 距腓前韧带的腓骨侧足印区（▲）位于前下胫腓韧带腓骨侧止点下方约 5mm；B. 钻制距腓前韧带重建腓骨侧止点隧道的导向套筒，其插入方向约与腓骨长轴呈 30°；C. 镜下所见导向套筒位置。ATFL：距腓前韧带，AITFL：前下胫腓韧带。

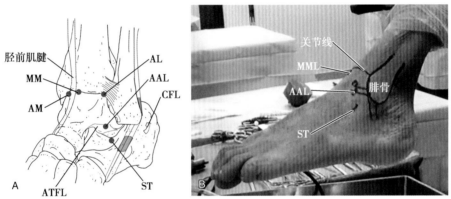

图 12-19　跗骨窦入路：位于跗骨窦"软点"正上方，解剖学上位于腓骨长轴以远 2cm 左右

A. 相关入路示意图，ST：跗骨窦入路；B. 跗骨窦入路大体图，MM/MML：偏中线前内入路，AM：前内入路，AL：前外入路，AA/AAL：前外附加入路，ST：跗骨窦入路，ATFL：距腓前韧带（断端），CFL：跟腓韧带（断端）。

## （五）骨隧道制作

一般情况下，笔者采用腓骨、距骨和跟骨足印区骨隧道的制作顺序，因为这是最符合镜下操作"感觉"的一种自然选择。同时，由于跟腓韧带重建笔者做的很少，所以处理的重点集中在腓骨侧和距骨侧。

骨隧道的制作遵循其原则即可。其实，如果在前面的步骤中每一步都做得很充分的话，那么到了这一步时手术已经没有了什么特别的难度。所以整个手术的准备，包括足踝部在手术床边的悬空放置、体表重要解剖结构的准确标识、特殊手术入路的选择和建立、术中止血、充分的镜下观察和评估，直至足印区的明确确认，都是不可忽略的保证手术顺利成功的关键环节。顺利，意味着手术进度快、过程顺畅；成功，则意味着手术快、术后效果好。而这一切的实现，离不开术者对手术每一步骤精益求精的精心准备，和基于丰富关节镜手术经验积累基础上体现出来的对疾病本身的深刻理解（图 12-20）。

在钻制距骨侧骨隧道时，导针的刺入方向应该朝向内踝尖端以近 5mm 左右，从内踝的后方穿出导针，骨隧道长度也在 25mm 左右（图 12-21）。

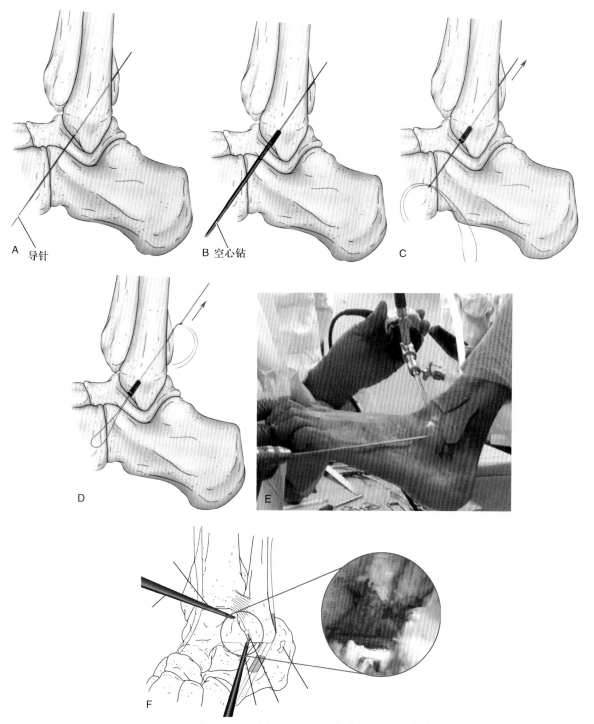

**图 12-20　腓骨侧骨隧道制作（MM 入路观察，ST 入路操作）**
A. 通过导向套筒，在腓骨足印区位置钻入导针，导针角度约和腓骨长轴成 30°；B. 6mm 直径空心钻沿导针钻入，骨道长度
15~25mm 之间；C、D. 通过尾端有针孔的导针拉入牵引线；E. 大体操作外观；F. 镜下所见。

　　如果同时进行跟腓韧带的重建，则在完成上述腓骨侧和距骨侧骨隧道的制作后，需要把关节镜从 ST
入路放入，从 AAL 入路进行操作，导针的刺入方向朝向跟骨的后内侧，骨隧道的长度在 20~30mm 之间
（图 12-22）。

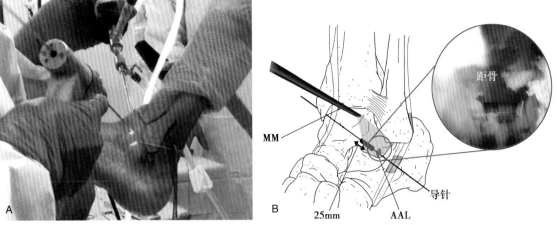

图 12-21　距骨骨隧道制作（MM 入路观察，AAL 入路操作）

A. 大体操作外观；B. 镜下所见；MM：偏外侧前内入路，AAL：前外附加入路。

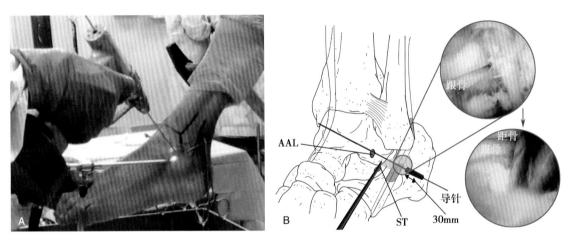

图 12-22　跟骨骨隧道制作（ST 入路观察，AAL 入路操作）

A. 大体操作外观；B. 镜下所见；AAL：前外附加入路，ST：跗骨窦入路。

### （六）移植物导入 / 固定

为了便于管理，笔者习惯把 3 个骨隧道的牵引线都从 AAL 入路导出，建议使用不用颜色的牵引线，以避免混淆和绕线。然后，将肌腱依次拉入腓骨侧、距骨侧和跟骨侧的隧道内（图 12-23）。

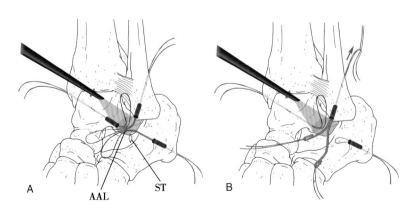

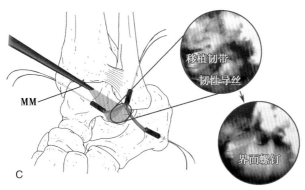
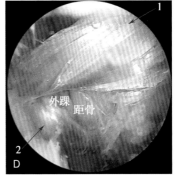

图 12-23　移植物导入 / 固定

A. 将 3 个骨隧道的牵引线都从 AAL 入路导出；B. 先拉入腓骨侧的肌腱，然后拉入距骨侧肌腱，在拉入跟骨侧肌腱时，可以将关节镜从 ST 入路插入，便于观察；C. 使用界面螺钉固定骨隧道内肌腱时，要保持踝关节位于中立位，螺钉固定时，肌腱不要拉得太紧，但要有明确的紧张度；D. 韧带重建后（另一病例）；1：重建距腓前韧带，2：重建跟腓韧带。

## 四、结语

踝关节内翻性损伤，以及由此损伤导致的急慢性踝关节不稳是所有关节损伤中最为常见的一类疾病，而距腓前韧带损伤是踝关节不稳的最主要原因，因此，损伤的距腓前韧带的修复与重建对于恢复踝关节的稳定性就显得尤为重要。

全关节镜下的距腓前韧带加固修复缝合或韧带重建已经越来越普及。它的优点突出，效果确实。在熟练掌握了基本的踝关节镜技术后，距腓前韧带重建的要点和难点在于几个附加入路的建立。虽然经典的踝关节前外侧入路观察外侧结构的视野最好，但在距腓前韧带修复 / 重建病例中，由于这个入路和操作入路太近，术中镜子和器械会经常"打架"，从而影响手术的顺利进行。因此，偏中线的前内（MM）入路，可以有助于术中稳定地对外侧结构进行更为清晰的观察；外侧附加（AAL 入路），可以获得更好的置入带线锚钉的角度；而跗骨窦（ST）入路，则为腓骨侧骨隧道的建立提供了最佳的操作选择。

## 参考文献

［1］FERRAN N A, MAFFULLI N. Epidemiology of sprains of the lateral ankle ligament complex [J]. Foot Ankle Clin, 2006, 11 (3): 659-662.

［2］FONG D T, HONG Y, CHAN L K, et al. A systematic review onankle injury and ankle sprain in sports [J]. Sports Med, 2007, 37 (1): 73-94.

［3］GARRICK J G. The epidemiology of foot and ankle injuries in sports. Clin Sports Med, 2008, 1988,(7): 29-36.

［4］DIMMICK S, KENNEDY D, DAUNT N. Evaluation of thickness and appearance of anterior talofibular and calcaneofibular ligaments in normal versus abnormal ankles with MRI [J]. J Med Imaging Radiat Oncol, 2008, 52 (6): 559-563.

［5］HERGENROEDER A C. Diagnosis and treatment of ankle sprains: a review [J]. Arch Pediatr Adolesc Med, 1990, 144 (7): 809-814.

［6］M SITLER, J RYAN, B WHEELER, et al. The efficacy of a semirigid ankle stabilizer to reduce acute ankle injuriesin basketball: a randomized clinical study at West Point [J]. Am J Sports Med, 1994, 22 (4): 454-461.

［7］WOODS C, HAWKINS R, HULSE M, et al. The Football Association Medical Research Programm: an audit of injuries in professional football: an analysis of ankle sprains [J]. Br J Sports Med, 2003, 37 (3): 233-238.

［8］GOLANO P, VEGA J, DE LEEUW P A, et al. Anatomy of the ankle ligaments: a pictorial essay [J]. Knee Surg Sports Traumatol Arthrosc, 2010, 18 (5): 557-569.

［9］UGURLU M, BOZKURT M, DEMIRKALE I, et al. Anatomy of the lateral complex of the ankle joint in relation to peroneal tendons, distal fibula and talus: acadavericstudy [J]. Eklem Hastaliklari Ve Cerrahisi, 2010, 21 (3): 153-158.

[ 10 ] RAHEEM O A, O'BRIEN M. Anatomical review of the lateral collateral ligaments of the ankle: a cadaveric study [J]. Anat Sci Int, 2011, 86 (4): 189-193.

[ 11 ] LUDOLPH E, HIERHOLZER G, GRETENKORD K, et al. Research into the anatomy and X-ray diagnostics of the fibular ligaments at the ankle joint [J]. Arch Orthop Trauma Surg, 1984, 103 (5): 348-352.

[ 12 ] BURKS R T, MORGAN J. Anatomy of the lateral ankle ligaments [J]. Am J Sports Med, 1994, 22 (1): 72-77.

[ 13 ] NEUSCHWANDER T B, INDRESANO A A, HUGHES T H, et al. Footprint of the lateral ligament complex of the ankle [J]. Foot Ankle Int, 2013, 34 (4): 582-586.

[ 14 ] YILDIZ S, YALCIN B. The anterior talofibular and calcaneofibular ligaments: an anatomic study [J]. Surg Radiol Anat, 2013, 35 (6): 511-516.

[ 15 ] HUA J, XU J R, Gu H Y, et al. Comparative study of the anatomy, CT and MR images of the lateral collateral ligaments of the ankle joint [J]. Surg Radiol Anat, 2008, 30 (4): 361-367.

[ 16 ] TASER F, SHAFIQ Q, EBRAHEIM N A. Anatomy of lateral ankle ligaments and their relationship to bony landmarks [J]. Surg Radiol Anat, 2006, 28 (4): 391-397.

[ 17 ] WIERSMA P H, GRIFFIOEN F M M. Variations of three lateral ligaments of the ankle [J]. A descriptive anatomical study, 1992, 2: 218-224.

[ 18 ] GUILLO S, BAUER T, LEE J W, et al. Consensus in chronic ankle instability: aetiology, assessment, surgical indications and place for arthroscopy [J]. Orthop Traumatol Surg Res, 2013, 99 (8 Suppl): 411-419.

[ 19 ] THES A, ODAGIRI H, ELKAIM M, et al. Arthroscopic classification of chronic anterior talo-fibular ligament lesions in chronic ankle instability [J]. Orthop Traumatol Surg Res, 2018, 104 (8S): 207-211.

[ 20 ] S GUILLO. Consensus in chronic ankle instability: aetiology, assessment, surgical indications and place for arthroscopy [J]. Arthop Traumatol Surg Res, 2013, 99 (8 Suppl): 411-419.

[ 21 ] ANDRE THESA. Arthroscopic classification of chronic anterior talo-fibular ligamentlesions in chronic ankle instability [J]. Orthop Traumatol Surg Res, 2018, 104 (8S): 207-211.

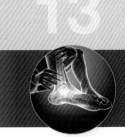

# 第十三章　足踝运动损伤康复

## 一、踝关节镜术后康复原则

踝关节镜术后康复计划的成功制定需要考虑多个因素。即使相同的疾病,病人年龄、组织基础情况、损伤严重程度、术前功能水平及手术方式的不同均会影响康复计划的制定。此外,病人的个人目标也决定了康复治疗进程,例如职业运动员需要更迅速地回归赛场。因此,康复治疗计划的制定需要手术医师、康复治疗师及病人的共同参与,以期望在保护愈合组织的情况下尽可能早期恢复病人运动能力。在制定踝关节镜术后康复计划时应主要遵循以下 6 条基本原则。

**1. 保护愈合组织**　了解术中受到直接或间接影响的组织,制定计划时需考虑不同组织所需修复时间。

**2. 制定康复计划不应仅仅包含力量训练**　例如:术后早期需控制炎性症状、恢复关节活动度,后期应加入本体反馈感觉训练改善踝关节功能。

3. 尽可能降低关节制动所产生的不良影响。

4. 鼓励康复过程中距下关节保持在中立位以提高训练效果。

5. 康复最终目标是减轻踝关节疼痛、改善下肢功能,使其恢复至病人可接受的程度。

**6. 制定康复计划时考虑病人整体情况**　由于踝关节只是病人运动链中的一个组成部分,故制定计划时应同时考虑到上肢、躯干核心和下肢的运动功能。

术后运动及负重时机的选择需要同时兼顾制动可能导致并发症及早期运动可能出现组织再损伤两方面,选择合适的时机以期望获得更好的功能结局。既往制定者往往会选择制动并推迟负重时间以保护修复组织。然而,由于运动员特别是职业运动员尽快重返赛场的需求,越来越多的康复方案会选择早期活动及负重以避免制动产生的僵硬、神经肌肉去支配以及慢性疼痛综合征。负重及关节活动时机应根据不同的损伤类型、手术方式做出不同选择。例如,距软骨损伤关节镜下手术方式有骨髓刺激术(钻孔减压、微骨折等)或者自体软骨移植等多种方式。其中,骨髓刺激术主要通过微骨折或钻孔治疗使得骨髓干细胞和生长因子释放、纤维软骨增生覆盖损伤软骨区域达到治疗目的。因此术后的负重时机显得异常重要,不适当的早期负重可能会损伤修复区域组织。过去往往建议早期佩戴支具非负重制动 6~8 周。然而,最新研究发现术后早期关节活动及部分负重并不会对术后修复产生不良后果。并且,早期负重活动能有效预防肌肉萎缩,增加瘢痕重塑性改善关节僵硬,增加蛋白多糖及氨基葡萄糖合成促进软骨修复,还具有改善病人日常生活能力及术后心理状态等多个优点。因此,病人在术后第 1 周即可进行可耐受的部分负重以及关节主动活动,术后第 6 周即可完全负重,并可以根据软骨损伤直径大小适当缩短完全负重时间(例如软骨损伤直径小于 1cm,术后 2~4 周内完全负重)。恢复体育运动应遵循循序渐进原则,逐渐从步行、跑步、非接触类体育运动过渡到接触类体育运动。自体软骨移植术术后早期可以佩戴石膏或支具固定,术后第 1~2 周即可开始关节早期活动,部分负重时间常制定在术后第 4~6 周,并逐渐增加负重重量,从而在术后第 6 周实现完全负重。在完全负重的同时需增加平衡、本体反馈及力量训练。在术后第 12 周病人开始可耐受的低强度体育活动,而回归赛场往往需要 5~6 个月。有少部分研究采用术后即刻小重量负重的康复训练计划以期望缩短病人回归运动的时间,但仍需要更多临床研究证实早期负重不会对移植物产生更多危害。在选择外侧副韧带术后负重及活动时机需综合考虑修复组织的强度,韧带与骨或腱骨愈合程度以及负重、活动时韧带承受的张力。由于踝关节镜术式微创,与开放手术相比,局部组织肿胀更轻,病人疼痛较少,因此,负重及活动时机较开放手术提前。术后短期制动后(数天),即可在步行靴(walker boot)或支具保护下部分负重,并逐渐过渡到 6 周后的独立步行。术后第 1 周内即可开始踝关节背伸、跖屈及外翻主动活动。有研究认为过度跖屈会牵拉修复组织,故应限制踝关节跖屈角度(20° 内),而内翻活动也因其对修复组织产生张力而延后进行。此外,还需增强足踝肌肉力量、平衡及本体反馈以重建正常对称步态。通过上述康复治疗,病人往往在术后 3~4 月重返赛场。

总之,术后康复方案的制定需考虑到手术方式及术中的情况,保守及贸然激进均不利于康复。而随着手术方式与技术的改进,加速康复(accelerated rehabilitation)理念的传播,术后活动及负重的时机也会产生变化。此外,术后病人负重及活动时机的选择也依赖于更多有力的循证医学证据。

## 二、运动康复主要问题与相关技术

### (一) 关节活动度

踝关节周围损伤及手术后,因损伤本身及制动、疼痛、肿胀等问题,极易造成踝关节各向活动度(range of motion,ROM)减少,主要表现为背伸与跖屈、内翻与外翻 ROM 的丢失。Safran MR 等认为在踝关节的严重创伤后,关节 ROM 的损失往往是其标志性的表现,故踝关节各向 ROM 的恢复是踝关节各类损伤后亟须预防和解决的问题。

**1. 改善背伸与跖屈 ROM 的康复策略**　针对容易粘连的软组织如手术切口瘢痕和伸肌支持带,需要及早干预使其产生组织间的相互滑动;针对易挛缩的组织需尽早牵伸。其中,跟腱的牵伸(图 13-1)对踝关节背伸活动的恢复尤为重要。

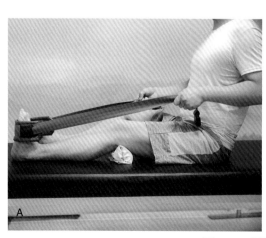
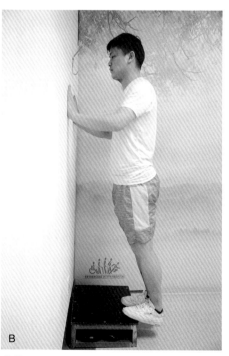

图 13-1　跟腱牵伸
A. 坐位跟腱牵伸;B. 负重下跟腱牵伸。

若关节内骨和骨之间的滑动发生障碍,则需待骨折和软组织愈合后进行关节松动术。增加踝背伸可在开链下进行距骨的向后滑动(图 13-2A),或闭链下进行胫骨的向前滑动(图 13-2B)。另外不可忽略下胫腓联合处腓骨远端相对胫骨的后向滑动对踝背伸的影响(图 13-2C)。

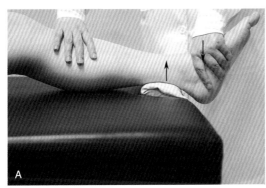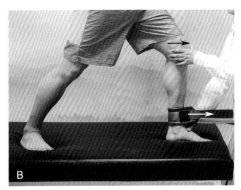

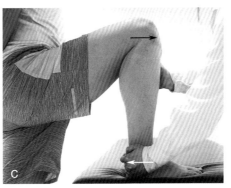

图 13-2 增加踝关节背伸活动度的关节松动

A. 距骨向后滑:治疗师向后滑动距骨,胫骨远端下方沙袋向上反作用力前推胫骨端;(施力方向如箭头所示);

B. 胫骨向前滑动:病人做弓箭步,治疗师通过治疗带向前牵拉胫骨远端,完成胫骨前滑动;(施力方向如箭头所示);C. 腓骨的松动:病人做弓箭步时,治疗师向后推腓骨远端(施力方向如箭头所示)。

**2. 改善内翻与外翻 ROM 的康复策略** 踝关节内外翻受限的主要因素来自于距下关节内外翻的受限及软组织的粘连和挛缩。因此,在关节损伤或术后,及早、安全地活动关节是解决这一问题最有效的方法;而在受限发生后,则需松动距下关节、使用软组织松动技术及肌肉的主动收缩以解决软组织粘连问题,相关的挛缩则需要手法或支具牵伸。

## (二)肌力训练

踝关节的稳定除了机械性稳定,还包括由肌肉参与的动态稳定。肌肉功能对提升足踝的运动表现和预防再次损伤都有重要意义。相比临床常见的踝关节跖屈、背伸肌力训练,踝关节内外翻肌群与足内在肌的肌力训练还没有受到足够重视。研究表明内外翻肌力训练不仅可以改善踝关节的肌力,提高运动功能,对预防踝关节扭伤也有帮助。足内在肌是维持足弓稳定性的重要肌肉,对于预防和治疗跖筋膜炎,足内在肌的肌力训练也有一定意义。

**1. 内外翻肌力训练的主要方法**

(1)弹力带渐进抗阻训练:临床上最常用的方法。嘱病人坐在瑜伽垫上,弹力带的一端绑在治疗台上,另一端绑患脚的跖骨头上。膝完全伸直,弹力带拉长到静息长度的 170%。内翻、外翻两个方向重复10 次,训练 10 组,每周 3 次,持续 6 周。物理治疗师根据病人情况调整弹力带阻力,或者调整训练时间。

(2)等速训练:采用 Biodex 等速系统在向心 / 离心模式下训练内外翻力量,以 120°/s 的速度,重复15 次,训练 3 组,每周 3 次,持续 6 周。根据病人情况调整训练速度或训练时间。研究发现等速训练可以全面提升慢性踝关节不稳病人肌力、本体感觉、平衡和运动功能。

**2. 足内在肌肌力训练的主要方法**

（1）footgym：屈趾肌肌力训练多采用小负荷阻力开始、循序渐进的肌力强化治疗方案。其中,footgym 是早期肌力训练的常用方式。嘱病人端坐位,踝关节处于中立位,屈曲足趾以激活屈趾肌,每次持续 10 秒,重复 10 次为 1 组。根据病人承受能力选择训练组数,每天 1 次,每周 3~4 次,持续数周。物理治疗师根据病人的肌力水平和训练目标确定运动强度(图 13-3)。

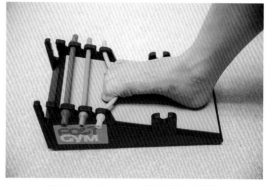

图 13-3　footgym 屈趾肌肌力训练

（2）抓弹珠：地板上放置一只碗和 10~20 个弹珠。嘱病人坐位,双足平放于地板,病人屈曲足趾抓住弹珠放入碗中,每次一个、重复数次直至所有弹珠均放入碗中,每天 1 次,持续数周。根据病人的肌力水平和训练目标,物理治疗师可以通过选择不同大小和重量的弹珠以调节训练难度。

（3）抓毛巾：抓毛巾有助于维持足弓及足踝稳定性。嘱病人坐位下将足平放在毛巾上,足尖指向正前方,并确保足尖前方有足够的布料。屈曲足趾抓住毛巾,向后拖动,同时保持足跟不移动。每次训练至少重复 5 次,并可以在毛巾远端放置一定重量的物品(如沙袋)以提高运动水平。

（4）短足训练(short-foot exercise)：此训练可以强化足内在肌,提高足弓。嘱病人坐位或立位,小腿与地面垂直,踝关节处于中立位。病人通过抬高内侧纵弓来缩短跖骨头和跟骨的距离,同时足趾保持放松、避免屈曲。训练过程中病人的重心位置由距骨移到跟骨,物理治疗师需要指导病人均匀分布足部 3 个支撑点(第一跖骨头、第五跖骨头和跟骨)的负荷。每次训练 15 分钟,每天 1 次,每周 3~4 次,持续数周。训练难度可通过转换病人的体位(坐位、立位、半蹲位)来调节(图 13-4)。

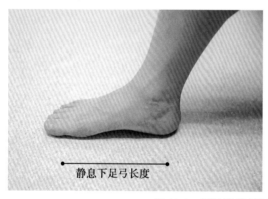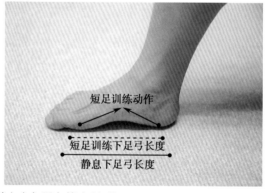

静息下足弓长度

短足训练动作

短足训练下足弓长度

静息下足弓长度

图 13-4　短足训练(运动方向如黑色箭头所示)

## （三）神经肌肉控制功能重建

神经肌肉控制的功能重建,主要包括本体感觉、动态关节稳定、反应性神经肌肉控制及功能性运动。神经肌肉控制的功能重建遵循从易到难、静态到动态、稳定性到反应性、日常生活到重返运动的顺序。

本体感觉包括对位置的感知及对所处运动状态的感知。本体感受器包括肌梭、腱梭、高尔基体、环层小体、鲁菲尼小体等,主要分布于关节囊、韧带及跗骨窦内组织,本体感受器的传入功能是关节运动控制的重要组成部分,可调节机体对外界环境变化产生及时反应,亦参与高级中枢的感觉整合。临床上常用的评估及训练方式包括:

**1. 静态平衡评估及训练**　在固定硬质平面上,借助平衡训练系统及压力中心(center of pressure,COP)检测仪进行。例如,病人在睁眼 / 闭眼情况下进行星移平衡测试(the star excursion balance test,SEBT)：患腿屈膝负重,健腿(非支持腿)分别进行 8 个方向(前后内外,前内后内前外后外)的尽力前伸,再回到原位(图 13-5)。

**2. 动态关节稳定性**　在静态平衡训练的基础上,增加动态训练:双足站立于软垫或不稳定平板上,进行重心转移(图 13-6);或患肢负重,健侧下肢使用弹力带做踢腿动作,称为弹力带踢(T-band kicks,图 13-7)。也可同时增加双上肢抛接球或其他动作。

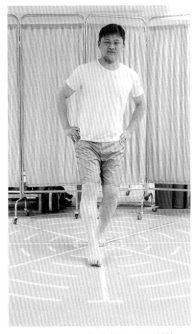

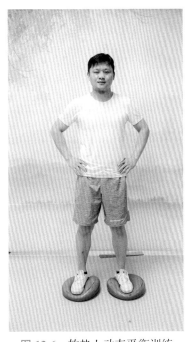

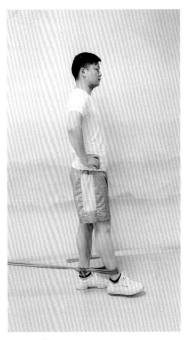

图 13-5　星移平衡测试及训练　　　　图 13-6　软垫上动态平衡训练　　　　图 13-7　T-band kicks

**3. 反应性神经肌肉控制**　对于反应性神经肌肉控制的训练,主要是通过各种干扰和快速的超等长(ploymetric)运动来刺激反射通路,以降低反应时间和增强意外着地时的反应水平。

干扰性训练主要针对遇到意外或在不稳定平面上病人需要做出最快的动作以防止损伤。嘱病人健侧下肢站立于固定平面,患侧下肢站立于不稳定平面,由治疗师在后方保护并在病人无准备时给予突然干扰(图 13-8A),逐渐过渡至双脚站立于不稳定平面(图 13-8B),最终进阶至单脚站立于不稳定平面(图 13-8C)同时治疗师给予干扰。

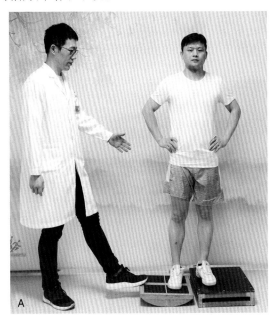

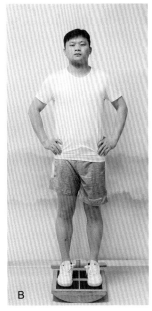

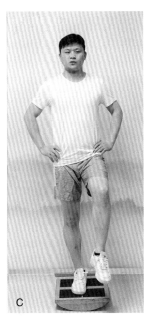

图 13-8　反应性神经肌肉控制训练
A. 健侧站立于固定平面,患侧站立于不稳定平面;B. 双脚站立于不稳定平面;C. 单脚站立于不稳定平面。

**4. 功能性运动**　功能性运动模式是病人回归术前功能水平前的准备运动,包括日常生活活动能力、职业生活或竞技运动。这一阶段要减少病人的功能受限并预防再次损伤。关键点在于将训练放到运动中去:首先将运动模块化后逐个进行训练并观察训练中出现的功能性紊乱或丧失,逐步将模块化的训练串联后放入到完整的竞技性运动中。例如,篮球运球运动中,将动作分解为先进行纵向的运球运动,再完成横向运球,随着功能的进步完成环绕"8"字的穿插运球运动,逐步趋近于真实运动的状态。

### (四) 重返运动

目前有针对不同踝关节运动损伤病人康复后重返运动的相关研究,但仍然缺乏确切的重返运动标准。不同种类及程度的运动损伤重返运动所需的时间是不同的。以踝关节扭伤为例,Ⅰ级损伤重返运动的时间约为 2 周,Ⅱ级损伤 2~6 周,Ⅲ级损伤韧带重建术后约 26 周。目前重返运动的标准仍然采用损伤后量表的综合评定(包括问卷调查、临床评估及综合评估),以此来评估病人再发运动损伤的风险。

疼痛评分,通常用视觉模拟评分法(visual analogue scale, VAS)及美国骨科足踝协会评分(American orthopaedic foot and ankle society score, AOFAS)的联合评估常被用来作为大部分足踝损伤病人是否可以重返运动的依据。病人仅有轻微的疼痛(VAS 评分),非常好的足踝功能(达到优秀等级的 AOFAS 评分)才被认为可以重返运动。此外,也有专门的量表用于特定的足踝疾病,如用于评估跟腱功能障碍的维多利亚体育学院跟腱病变评估(Victorian institute of sports assessment achilles questionnaire, VISA-A)。

身体功能表现测试(physical performance tests, PPTs)可测量运动中所需要的身体素质,如力量及敏捷度。这些素质的恢复程度常被用于判断损伤或术后病人是否可重返运动,其中有较强的证据认为 3 方向星状偏移平衡试验(3-direction Star excursion balance test, 3dSEBT)能够准确地预测踝关节的不稳定,患侧评分低于健侧的 94% 或前向差距大于 4cm 被认为有较大的再损伤风险。单脚跳(one-legged hop)和六角单脚跳(hexagon hop)也能中等程度地区分健康和不稳定的足踝,对于预测关节的不稳定有部分指导意义。

目前仍然没有踝关节运动损伤后重返运动的统一标准。未来的临床研究应集中在标准需纳入哪些指标以及指标的标准值设定,通过这些研究设计出标准化的重返运动判断流程从而应用于临床中。

## 参考文献

[ 1 ] 马克西, 马格纽森. 骨科术后康复 [M]. 3 版. 蔡斌, 蔡永裕, 译. 北京: 人民卫生出版社, 2017: 515.

[ 2 ] WEI M, WEI Y, LIU Y. Effects of Early Weightbearing on Microfracture Treatment of Osteochondral Lesions of Talus with Subchondral Bone Defects [J]. Curr Med Sci, 2019, 39 (1): 88-93.

[ 3 ] LEE DH, LEE KB, JUNG ST, et al. Comparison of early versus delayed weightbearing outcomes after microfracture for small to midsized osteochondral lesions of the talus [J]. Am J Sports Med, 2012, 40 (9): 2023-2028.

[ 4 ] D'HOOGHE PIETER, MURAWSKI CHRISTOPHER D, BOAKYE LORRAINE A T, et al. Rehabilitation and Return to Sports: Proceedings of the International Consensus Meeting on Cartilage Repair of the Ankle [J]. Foot Ankle Int, 2018, 39 (1): 61S-67S.

[ 5 ] HALEEM AM, ROSS KA, SMYTH NA, et al. Double-Plug Autologous Osteochondral Transplantation Shows Equal Functional Outcomes Compared With Single-Plug Procedures in Lesions of the Talar Dome: A Minimum 5-Year Clinical Follow-up. Am J Sports Med, 2014, 42 (8): 1888-1895.

[ 6 ] SHIMOZONO Y, DONDERS JCE, YASUI Y, et al. Effect of the Containment Type on Clinical Outcomes in Osteochondral Lesions of the Talus Treated With Autologous Osteochondral Transplantation [J]. Am J Sports Med, 2018, 46 (9): 2096-2102.

[ 7 ] PEARCE CJ, TOURNE Y, ZELLERS J, et al. Rehabilitation after anatomical ankle ligament repair or reconstruction [J]. Knee Surg Sports Traumatol Arthrosc, 2016, 24 (4): 1130-1139.

[ 8 ] SONG Y, LI H, ZHANG J, et al. Clinical Guidelines for the Surgical Management of Chronic Lateral Ankle Instability: A Consensus Reached by Systematic Review of the Available Data [J]. Orthop J Sports Med, 2019, 7 (9): 2325967119873852.

[ 9 ] SAMEJIMA Y, INOKUCHI R, IWASHITA K, et al. Arthroscopic ankle lateral ligament repair alone versus

arthroscopic ankle lateral ligament repair with reinforcement by inferior extensor retinaculum [J]. Arch Orthop Trauma Surg, 2021, 141 (6): 987-995.

［10］陈世益. 现代骨科运动医学 [M]. 上海：复旦大学出版社，2020: 705.

［11］杨雅如. 运动治疗学理论基础与操作技巧 [M]. 第 6 版. 中国台湾：合记图书出版社，2017: 850-854.

［12］BRUMANN M, BAUMBACH SF, MUTSCHLER W, et al. Accelerated rehabilitation following Achilles tendon repair after acute rupture-Development of an evidence-based treatment protocol [J]. Injury, 2014, 45 (11): 1782-1790.

［13］LISA M, JIM M. 骨科术后康复 [M]. 第 3 版. 北京：人民卫生出版社，2017: 479-526.

［14］LISA C, JAY H. Rehabilitation of ankle and foot injuries in athletes [J]. Clin Sports Med, 2010, 29 (1): 157-167.

［15］REZA F, EMILY H, JAMES C, et al. Immediate weight-bearing after ankle fracture fixation [J]. Advances in Orthopedics Volume, 2010, 29 (1): 1256-1264.

［16］DIEDERIK P J, SMEEING P, RODERICK M, et al. Weight-bearing and mobilization in the postoperative care of ankle fractures: a systematic review and meta-Analysis of randomized controlled trials and cohort studies [J]. Plos one, 2015, 10 (2): 118-125.

［17］CARL G, MATTACOLA G, MAUREEN K. Rehabilitation of the ankle after acute sprain or chronic instability [J]. J Athletic Training, 2002, 37 (4): 413-429.

［18］FIALKA M, QUITTAN M. Rehabilitation of ligamentous ankle injuries: a review of recent studies [J]. Br J Sports Med, 2003, 37 (6): 291-295.

［19］CAROLYN K, LYNN A C. 运动治疗学理论基础与操作技巧 [M]. 第 6 版. 中国台湾：合记图书出版社，2017: 855-888.

［20］HOOTMAN JM, DICK R, Agel J. Epidemiology of collegiate injuries for 15 sports: summary and recommendations for injury prevention initiatives [J]. J Athletic Training, 2007, 42 (2): 311-319.

［21］GOHARPEY SH, SADEGHI M, MAROUFI N, et al. Comparison of invertor and evertor muscle strength in patients with chronic functional ankle instability [J]. J Med Sci, 2007, 7 (4): 674-677.

［22］SEKIR U, YILDIZ Y, HAZNECI B, et al. Effect of isokinetic training on strength, functionality and proprioception in athletes with functional ankle instability [J]. Knee Sur Sports Trauma Arthro, 2007, 15 (5): 654-664.

［23］MCKEON PO, HERTE J, BRAMBLE D, et al. The foot core system: a new paradigm for understanding intrinsic foot muscle function [J]. Br J Sports Med, 2015, 49 (5): 290-291.

［24］HUFFER D, HING W, NEWTON R, et al. Strength training for plantar fasciitis and the intrinsic foot musculature: A systematic review [J]. Phys Ther Sport, 2017, 24: 44-52.

［25］ZHAO X, TSUJIMOTO T, KIM B, et al. Association of Foot Structure with the Strength of Muscles that Move the Ankle and Physical Performance [J]. J Foot Ankle Surg, 2018, 57 (6): 1143-1147.

［26］HASHIMOTO T, SAKURABA K. Strength training for the intrinsic flexor muscles of the foot: effects on muscle strength, the foot arch, and dynamic parameters before and after the training [J]. J Phys Ther Sci, 2014, 26 (3): 373-376.

［27］SAFRAN M R, BENEDETTI R S, BARTOLOZZI A R, et al. Lateral ankle sprains: a comprehensive review [J]. Med Sci Sports Exerc, 1999, 8 (31): 429-S437.

［28］MATTACOLA C G, DWYER M K. Rehabilitation of the ankle after acute sprain or chronic instability [J]. J Athl Train, 2002, 6 (37): 413-429.

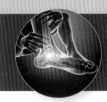

# 第十四章　踝关节镜并发症

## 一、概况

由于相对狭窄的关节腔隙和踝关节内外、周围复杂的解剖结构,踝关节一度被认为是并不适合开展关节镜视下的疾病治疗,直到 1939 年,日本的 Takagi 教授发表了有关踝关节镜的相关文章,踝关节镜视下技术才逐步在世界各地开展起来。

在没有引入踝关节牵引技术以前,踝关节镜手术的并发症高达 30% 甚至更高,在引入了有创(经跟骨牵引)和无创(皮肤)牵引技术以后,踝关节镜的并发症下降至 10% 左右。

Van DiJk 教授是踝关节镜领域具有开拓意义的专家。他所倡导的通过高度跖屈踝关节而无需牵引,或有限牵引来完成前踝间室关节镜手术,以及通过俯卧位、标准双后踝入路完成后踝间室手术操作的理念和实践,都得到了广泛的认可和推广,并借此把踝关节镜手术并发症,在几乎不使用术中牵引技术的情况下,进一步降低到一个极低的水平。

## 二、常见并发症

**1. 神经损伤**　神经损伤,尤其是靠近前外侧入路走行的腓浅神经及其分支损伤是踝关节镜手术最常见并发症。导致腓浅神经损伤及其分支损伤的主要原因是外侧入路皮肤切口位置错误,皮下组织剥离不充分等。避免腓浅神经损伤的具体措施包括:制作外侧入路时,尖刀只切开皮肤到真皮层,然后换用蚊式血管钳钝性分离皮下组织直到关节囊;而术前确认腓浅神经的走行并予以标识是避免损伤此神经的最为有效方式。由于腓浅神经是人体唯一一根可能在体表辨识到的皮神经支,因此术前的预防性标识对于避免该神经损伤非常重要。有报道证实,术前对该神经的预防性标示,可以将神经损伤的发生率由 5.4% 降低到 1.13%~1.04% 之间。而对于体型肥胖、足踝部脂肪层较厚的病人,术前辨认腓浅神经并不容易,此时可以在术中通过前内侧入路插入关节镜,通过其在外踝皮肤处照亮的光斑区,确认腓浅神经的位置(图 14-1、图 14-2)。

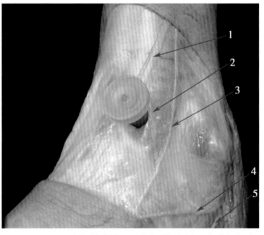

图 14-1　踝关节前外侧入路与腓浅神经解剖关系
1：足背内侧皮神经(腓浅神经主分支),2：足背内侧皮神经和足背中间皮神经连接支,3：足背中间皮神经,4：足背中间皮神经和腓肠神经连接支,5：腓肠神经(足背外侧皮神经)。

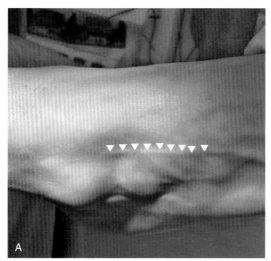
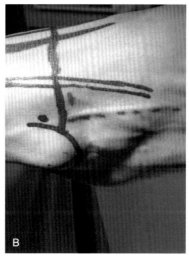
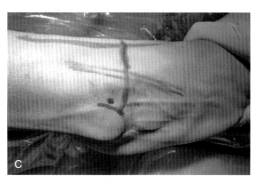
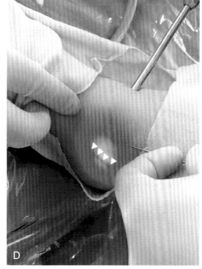

图 14-2　腓浅神经

A. 通过充分跖屈、轻度内翻踝关节,多可见到位于踝关节外侧的腓浅神经(白色▼);B. 术前对腓浅神经予以标识(红色虚线);C. 消毒铺单后所见;D. 光斑区所见腓浅神经(白色▼)(另一病人)。

**2. 其他神经损伤**　在踝关节镜手术中,除去腓浅神经作为高风险损伤的神经之外,还存在其他神经、血管损伤的可能。

在建立踝关节前内侧入路的过程中,应注意不要损伤大隐静脉与隐神经。在因手术需要而建立前正中入路时,则会大大增加损伤足背动脉及腓深神经骨间支的风险。后外侧入路的建立则存在损伤腓肠神经的可能(图 14-3)。总体来说,上述神经血管损伤的发生率并不高,文献报道在0.38%~4.04% 之间。

**3. 血管损伤**　如前文所提及的,在建立踝前正中入路时,对足背动脉损伤的风险会大大增加。因此,如果术中一定要建立该入路的话,则应该确保该入路位于踇长伸肌腱和趾长伸肌腱之间,是最大限度降低足背动脉损伤发生的有效方法。但实际上,由于现在使用前正中入路进行踝关节镜操作

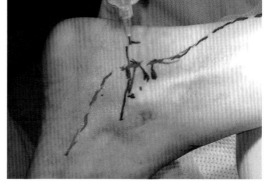

图 14-3　后踝手术,术前对外侧腓肠神经予以标识
(红色虚线)

的医师越来越少,所以更多损伤该动脉的风险反倒来自术中操作的不当。特别是如果在前踝间室操作时把踝关节处于跖屈位置,会绷紧前方关节囊,随之关节囊前方的血管神经束也会被拉近拉紧(图 14-4)。此时

如果术中有出血干扰操作视野,而术者对前方的滑膜切除过度,则很可能造成前方关节囊的破损并进而损伤关节囊浅层的足背动脉,重者会形成医源性假性动脉瘤,其发生率大约在0.008%(图14-5)。

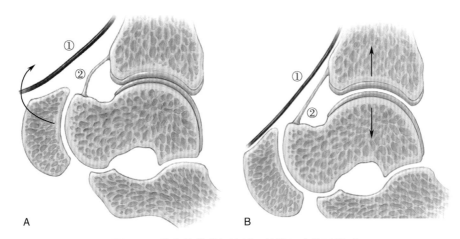

图14-4　前方关节囊与浅层血管神经束位置关系

A.踝关节背伸位时,前方关节囊松弛,关节囊浅层血管神经束亦相对远离关节囊;B.踝关节跖屈位时,
前方关节囊拉紧,关节囊浅层血管神经束向关节囊靠近。①:血管神经束,②:前方关节囊。

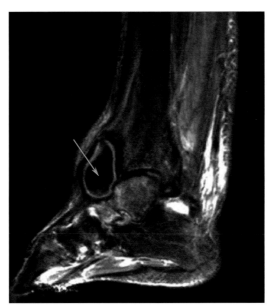

图14-5　T2矢状位MRI可见踝前假性动脉瘤形成(↘)

**4. 牵引及止血带损伤**　由于踝关节周围的韧带肌腱众多,加之关节囊的作用,故而踝关节的关节间隙狭窄且牵开也相对困难。因此在踝关节镜开展早期牵引的应用几乎是"金标准",止血带的应用也非常普遍。现在随着踝关节镜技术的成熟,在非牵引和止血带应用情况下完成大多数的踝关节镜下操作已经成为常态,即使术中使用牵引和止血带,其应用时间也明显缩短,因此由牵引和止血带应用所导致的并发症已经大大减少(图14-6)。

骨性牵引导致的可能并发症包括钉道感染,皮肤牵引可能导致牵引带处的皮肤擦伤、一过性的神经血管障碍等;止血带可能导致一过性大腿痛、皮肤感觉异常,而很少发生的深静脉血栓则是使用牵引和止血带都可能引起的并发症之一。

避免上述并发症的措施,包括避免使用骨牵引,缩短牵引和止血带使用时间,其中止血带的使用不应超过90min。另一方面,把牵引的重量应控制在4kg以内、使用宽幅止血带也是减少可能并发症发生的有效手段(图14-7)。

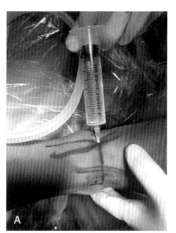

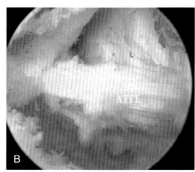
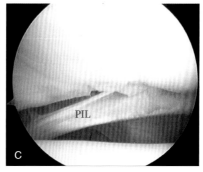

图 14-6　通过术前关节腔内注射肾上腺素盐水（60ml 生理盐水加 0.5ml 或 1ml 肾上腺素）20~40ml，
即可获得清晰的术中镜下视野，从而有效避免止血带并发症的发生

A. 肾上腺素盐水关节腔注射；B、C. 镜下视野清晰；ATFL：距腓前韧带，PIL：后踝间韧带。

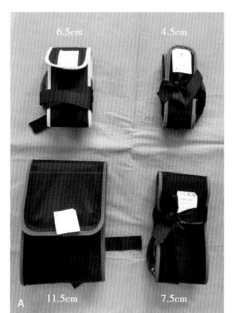
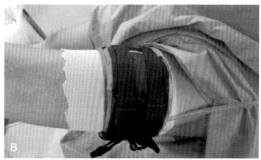

图 14-7　使用宽幅（11.5cm）止血带，可以有效延长止血带一次性使用时间
（4.5cm：90min/ 次，11.5cm：150min/ 次），降低止血带相关手术并发症发生率
A. 不同尺寸的止血带；B. 使用 11.5cm 止血带。

**5. 软骨损伤**　踝关节狭窄的关节腔隙以及凸凹型的解剖结构特点，使得医源性踝关节软骨损伤更容易发生（图 14-8）。在正确的位置建立入路、插入关节镜鞘管时用力不要过猛、不要使用锐性镜芯穿刺、进行前踝间室操作时保持踝关节位于背伸位都是避免软骨损伤的关键。

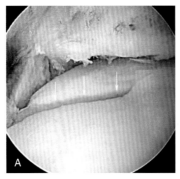
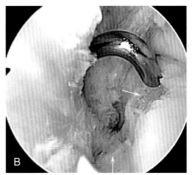

图 14-8　镜下所见不同部位的医源性距骨软骨损伤,软骨下骨裸露(箭头所示)

**6. 肌腱/韧带损伤**　踝关节镜操作过程中出现的肌腱、韧带损伤并不多见。主要原因是术中对镜视下的解剖结构辨认不清、贸然操作所导致的。其中,以后踝间室操作中踇长屈肌腱损伤最为多见(图 14-9)。韧带方面,以在建立外侧入路或附加外侧入路过程中,距腓前韧带损伤的概率为多。避免上述肌腱、韧带损伤的对策,包括在术中要保证一个充分的无血视野,切除增生滑膜、软组织瘢痕时,一定要逐步进行,切忌在对病变组织和正常解剖结构还没有辨认清楚的情况下盲目进行操作;建立前外侧入路时,要在镜视观察下、先用定位针进行定位,待位置满意后再行入路建立(图 14-10)。

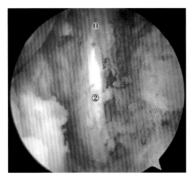

图 14-9　在后踝存在软组织撞击的病例,踇长屈肌腱多被炎性增生滑膜所覆盖,如果辨认不清,在清理滑膜过程中会对踇长屈肌腱造成损伤
①:覆盖在踇长屈肌腱表面的炎性增生滑膜,
②:踇长屈肌腱。

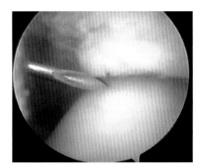

图 14-10　在关节镜观察下,使用定位针确认建立前外侧入路的合适位置

**7. 手术器械破损**　手术工具的破损、折断,多是由于手术操作过程中勉强操作导致工具局部的应力过大造成的。由于踝关节的镜视下操作空间狭小,有些部位不易够到,如果对这样部位存在的病损进行处理,比如进行微骨折术、囊肿囊壁的刮除、关节镜辅助下关节融合术软骨的刮除等,若用力不当或者强行使用工具,则有可能会导致手术器械在关节内折断(图 14-11)。

预防与对策不必赘言,主要是要对病变处理部位给予充分的显露,工具从最适合的手术入路到达病变部位,必要时在术中临时增加牵引以扩大操作空间,采取上述措施基本上可以避免工具破损情况的发生。而一旦出现工具的断裂,镜视下基本都可以找到并予以取出,如果出现找不到工具断裂部分的极端情况,则需要借助术中透视协助定位,取出工具的断裂部分。

**8. 其他少见并发症**　在少见的并发症中,包括切口缝合线穿过引流管、切口感染、窦道形成、皮下水肿及骨筋膜室综合征、血栓性静脉炎、非致命性肺栓塞、复杂区域性疼痛综合征(complex regional pain syndrome,CRPS)、反射性交感神经性萎缩症(reflex sympathetic dystrophy,RSD)等。这些并发症在踝关节镜手术后发生率不高,熟练的手术技术、正确的工具使用、恰当的病变处理、尽量少的手术时间以及合理的术后康复锻炼是避免上述少见并发症发生的关键环节(图 14-12)。

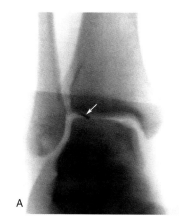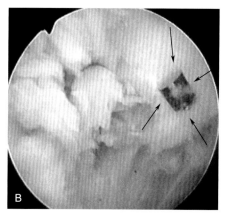
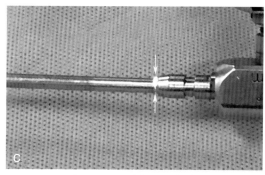

图 14-11　手术工具断裂

A. 踝关节正位术中透视可见断裂的微骨折锥尖端（箭头所示）；B. 镜视下可见断裂小刮匙的刮匙部分（箭头所示）；C. 术中过度"别劲儿"使用关节镜，导致关节镜结合部位折断（箭头所示）。

## 三、结语

依照笔者的经验，踝关节镜术后常见并发症，多和医师手术操作不当有关联。其中，外侧入路建立的位置不当导致腓浅神经损伤、穿刺进入关节时反复穿刺、穿刺过猛导致的关节软骨损伤、由于术中止血不彻底出现的术后出血过多最为多见。因此，对于手术技术的磨炼持之以恒、对于疾病的清晰认识不断追索、对于手术得失的反思不断总结，是运动医学医师不断提高手术效果，并借此减少手术失误、降低手术并发症的必由之路。

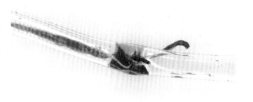

图 14-12　切口缝合线穿过引流管，导致引流管拔出困难

## 参考文献

[1] BURMAN. Arthroscopy or the direct visualization of joints: an experimental cadaver study [J]. Clin Orthop, 2001,(390): 5-9.

[2] KIESER C A review of the complications of arthroscopic knee surgery [J]. Arthroscopy, 1992, 8 (1): 79-83.

[3] SPRAGUE Ⅲ N F. Specific complications: elbow, wrist, hip, and ankle. Complications in arthroscopy [M]. New York: Raven Press, 1989: 199-224.

[4] VAN DIJK C N, SCHOLTEN P E, KRIPS R. A 2-portal endoscopic approach for diagnosis and treatment of posterior ankle pathology [J]. Arthroscopy, 2000, 16 (8): 871-876.

[5] FERKEL R D, SMALL H N, GITTINS J E. Complications in foot and ankle arthroscopy [J]. Clin Orthop Relat Res, 2001,(391): 89-104.

[6] YOUNG B H, FLANIGAN R M, DIGIOVANNI B F. Complications of ankle arthroscopy utilizing a contemporary noninva-

sive distraction technique [J]. Bone Joint Surg Am, 2011, 93 (10): 963-968.

[ 7 ] FERKEL R D, KARZEL R P, DEL PIZZOW, et al. Arthroscopic treatment of anterolateral impingement of the ankle [J]. Am J Sports Med, 1991, 19 (5): 440-446.

[ 8 ] AMENDOLA A, PETRIK J, WEBSTER-BOGAERT S. Ankle arthroscopy: outcome in 79 consecutive patients [J]. Arthroscopy, 1996, 12 (5): 565-573.

[ 9 ] ZENGERINK M, VAN DIJK C N. Complications in ankle arthroscopy [J]. Knee Surg Sports Traumatol Arthrosc, 2012, 20 (8): 1420-1431.

[ 10 ] SUZANGAR M, ROSENFELD P. Ankle arthroscopy: is preoperative marking of the superficial peroneal nerve important [J]. Foot Ankle Surg, 2012, 51 (2): 179-181.

[ 11 ] CARLSON M J, FERKEL R D. Complications in ankle and foot arthroscopy [J]. Sports Med Arthrosc Rev, 2013, 21 (2): 135-139.

[ 12 ] DENG D F, HAMILTON G A, LEE M, et al. Complications associated with foot and ankle arthroscopy [J]. Foot Ankle Surg, 2012, 51 (3): 281-284.

[ 13 ] MARIANI P P, MANCINI L, GIORGINI T L. Pseudoaneurysm as a complication of ankle arthroscopy [J]. Arthroscopy, 2001, 17 (4): 400-402.

[ 14 ] YAMMINEe K, KHEIR N, DAHER, et al. Pseudoaneurysm following ankle arthroscopy: a systematic review of case series [J]. Eur J Orthop Surg Traumatol, 2019, 29 (3): 689-696.

[ 15 ] TONOGAI I, FUJIMOTO E, SAIRYO K. Pseudoaneurysm of the Perforating Peroneal Artery following Ankle Arthroscopy [J]. Case Rep Orthop, 2018 Nov 21, 2018: 9821738.

[ 16 ] ZAIDI R, HASAN K, SHARMA A, et al. Ankle arthroscopy: a study of tourniquet versus no tourniquet [J]. Foot Ankle Int, 2014, 35 (5): 478-482.

[ 17 ] SMITH T O, HING C B. A meta-analysis of tourniquet assisted arthroscopic knee surgery [J]. Knee, 2009, 16 (5): 317-321.

[ 18 ] DENG D F, HAMILTON G A, LEE M, et al. Complications associated with foot and ankle arthroscopy [J]. Foot Ankle Surg, 2012, 51 (3): 281-284.

[ 19 ] RIBBANS W J, RIBBANS H A, CRUICKSHANK J A, et al. The management of posterior ankle impingement syndrome in sport: a review [J]. Foot Ankle Surg, 2015, 21 (1): 1-10.

[ 20 ] ELIAS I, ZOGA A C, MORRISON W B, et al. Osteochondral lesions of the talus: localization and morphologic data from 424 patients using a novel anatomical grid scheme [J]. Foot Ankle Int, 2007, 28 (2): 154-161.

[ 21 ] EPSTEIN D M, BLACK B S, SHERMAN S L. Anterior ankle arthroscopy: indications, pitfalls, and complications [J]. Foot Ankle Clin, 2015, 20 (1): 41-57.

[ 22 ] RASMUSSEN S, HJORTH JENSEN C. Arthroscopic treatment of impingement of the ankle reduces pain and enhances function [J]. Scand J Med Sci Sports, 2002, 12 (2): 69-72.

[ 23 ] SIMONSON D C, ROUKIS T S. Safety of ankle arthroscopy for the treatment of anterolateral soft-tissue impingement [J]. Arthroscopy, 2014, 30 (2): 256-259.

[ 24 ] CARLSON M J, FERKEL R D. Complications in ankle and foot arthroscopy [J]. Sports Med Arthrosc Rev, 2013, 21 (2): 135-139.

[ 25 ] BLAZQUEZ MARTIN T, IGLESIAS DURAN E, SAN MIGUEL CAMPOS M. Complications after ankle and hindfoot arthroscopy [J]. Rev Esp Cir Ortop Traumatol, 2016, 60 (6): 387-393.

[ 26 ] BIRKLEIN F, SCHLERETH T. Complex regional pain syndrome-significant progress in understanding [J]. Pain, 2015,(156): 94-103.

[ 27 ] VAN HILTEN J J. Movement disorders in complex regional pain syndrome [J]. Pain Med, 2010, 11 (8): 1274-1277.

[ 28 ] DI BENEDETTO M, HUSTON C W, SHARP M W, et al. Regional hypothermia in response to minor injury [J]. Am J Phys Med Rehabil, 1996, 75 (4): 270-277.